不整脈

脈が飛ぶ・脈が速く遅く乱れる

心房細動・期外収縮
心臓病の名医が教える
最高の治し方 大全

文響社

はじめに

健康診断や人間ドックで「不整脈があります」といわれたら、多くの人は「心臓が悪い、どうしよう」「いつ突然死するかわからない」と心配になるのではないでしょうか。

心臓は私たちの生命を維持するために、生まれたときから死ぬまでひとときも休まず動きつづけています。不整脈はその心臓の拍動にかんする病気ですから、心配になるのも無理はありません。しかし、心配しすぎるのは問題です。なぜなら、大半の不整脈は生命を脅かす危険のない不整脈だからです。

そもそも不整脈とはどういうものなのでしょうか。心臓は拍動という規則正しい収縮運動をくり返して、体じゅうに血液を送り出しています。しかしときに、規則正しいはずの拍動リズムがくずれて、不規則になることがあります。不規則とは、拍動が異常に速くなったり、逆に遅くなったり、乱れたりすることをいいます。これが不整脈で、さまざまなタイプがあります。

急に心臓がドクンと強く打ったり、脈が飛んだように感じたりしたことはありませんか。これは、多くは期外《きがい》収縮という不整脈で、年を取れば誰にでも見られる、過度な心配は必要のない不整脈です。こういってしまうと「なんだ、不整脈って、心配はいらないんだ」と思うかもしれません。しかし、中には、突然死につながったり、脳梗塞《こうそく》など重篤な病気を引き起こしたりする不整脈もあります。

重要なことは不整脈について正しい知識を得て、自分の不整脈が何かを知ることです。不整脈の自覚症状があったり、健康診断や人間ドックで「不整脈」といわれたりしたら、一度は不整脈の専門医を受診してください。専門医から「危険のない不整脈」といわれたら安心してください。「治療が必要」といわれたら医師と相談しながら最善かつ納得できる治療を行いましょう。

本書では、不整脈治療の専門医師9名が132の質問にわかりやすく回答しています。この本の情報が「不整脈」の知識を得たり、治療を選択したりするうえで一助になれば、これに勝る喜びはありません。

日本医科大学大学院医学研究科　循環器内科学分野　大学院教授　清水　渉

解説者紹介 ※掲載順

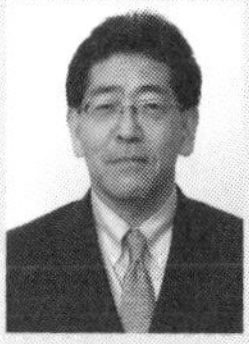

日本医科大学大学院
医学研究科
循環器内科学分野
大学院教授

清水《しみず》 渉《わたる》先生

専門は循環器・不整脈・遺伝性不整脈。患者さんに優しい医療と遺伝性不整脈による心臓突然死の撲滅をめざしている。日本循環器学会常務理事、日本不整脈心電学会理事長、日本心臓病学会理事など。

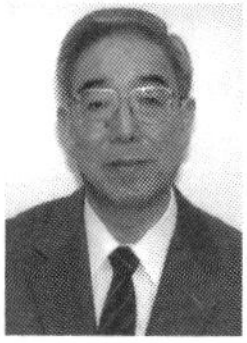

杏林大学医学部
名誉教授

石川恭三《いしかわきょうぞう》先生

循環器・心臓病の権威として知られ、出版・放送・講演などで医学情報や健康生活の知恵を楽しくわかりやすく伝えている。日本内科学会功労会員、日本不整脈心電学会名誉会員、日本心臓病学会功労会員など。

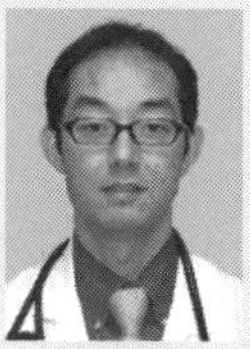

国際医療福祉大学
准教授

栗田《くりた》康生《やすお》先生

不整脈を専門とし、薬物治療・ペースメーカデバイスを用いた徐脈性不整脈治療などを行う。患者さんの症状に合わせた的確な治療に定評がある。日本循環器学会循環器専門医、日本内科学会認定内科医など。

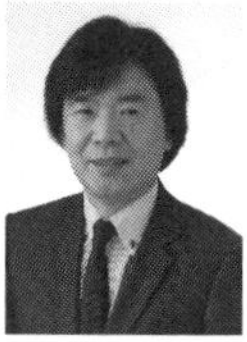

心臓血管研究所
所長

山下武志《やましたたけし》先生

不整脈・心臓電気生理学を専門とする第一人者であり、著書や講演活動でも広く知られている。日本循環器学会循環器専門医、日本心臓病学会特別正会員、日本不整脈心電学会理事・不整脈専門医など。

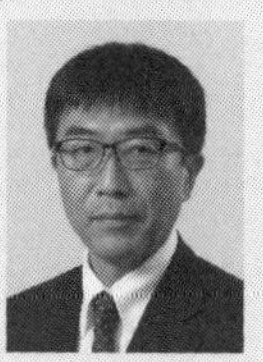

東京慈恵会医科大学
循環器内科
教授

山根《やまね》禎一《ていいち》先生

不整脈を専門とし、カテーテルアブレーションの名手。生活習慣病の治療にも積極的に取り組む。日本内科学会総合内科専門医、日本循環器学会循環器専門医、日本不整脈心電学会理事・不整脈専門医など。

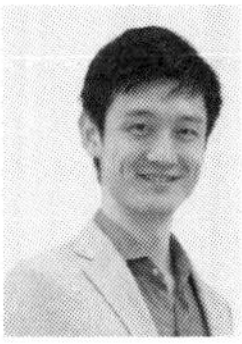

京都府立医科大学
不整脈先進医療学
講座 講師

妹尾《せのお》恵太郎《けいたろう》先生

デジタルヘルステクノロジーの研究、教育、普及活動を通じて、新たなヘルスケアサービスの創出とウエルビーイングの実現をめざしている。日本循環器学会循環器専門医、日本不整脈心電学会不整脈専門医。

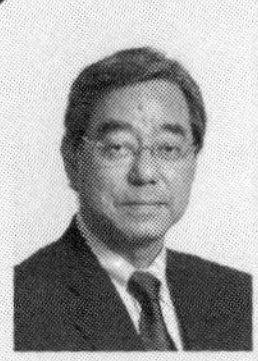

東邦大学医学部
名誉教授
小田原循環器病院長

杉《すぎ》 薫《かおる》先生

専門は不整脈・心臓電気生理学。地域に根差して高度な専門技術で患者さんが納得のいく医療の提供に尽力している。日本循環器学会 FJCS・循環器専門医、日本不整脈心電学会名誉会員・不整脈専門医など。

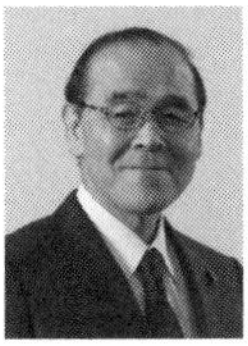

筑波大学
医学医療系
循環器内科学
教授

青沼和隆《あおぬまかずたか》先生

専門は不整脈・心不全・冠動脈疾患。多くの苦しむ患者さんの力になりたいと診療に臨んでいる。日本内科学会指導医、日本循環器学会名誉会員・専門医、日本不整脈心電学会名誉会員・不整脈専門医など。

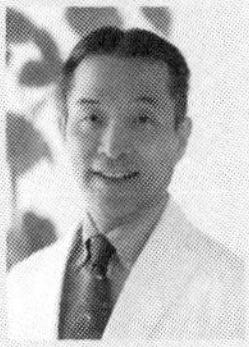

東邦大学医療センター
大橋病院循環器内科
元講師　アゴラ内科
クリニック院長

坂田隆夫《さかたたかお》先生

訪問診療や患者さんの心と体に向き合う自律神経外来を行う。日本循環器学会循環器専門医、日本不整脈心電学会不整脈専門医、日本内科学会認定内科専門医、日本医師会認定産業医、認定病院総合診療医など。

目次

はじめに……2
解説者紹介……4

第1章　病気・症状についての疑問17……15

Q1　不整脈とはそもそもどんな病気ですか？　16
Q2　なぜ脈が乱れるのでしょうか？　19
Q3　狭心症や心筋梗塞・心不全と何が違いますか？　21
Q4　健康診断で不整脈といわれ心臓の突然死を起こさないかと心配です。　23
Q5　不整脈になると短命になりますか？　24
Q6　危険な不整脈とそうでない不整脈は何が違いますか？　25
Q7　不整脈のタイプとそれぞれの違いを教えてください。　27
Q8　複数のタイプの不整脈に同時になることもありますか？　31
Q9　不整脈は治るものですか？　32
Q10　不整脈の代表的な症状はなんですか？　33

Q11 脈の乱れを自分で確認する方法はありますか？ 35
Q12 症状から不整脈のタイプを知る方法はありますか？ 37
Q13 不整脈ですが夜になると動悸がひどくなります。なぜでしょうか？ 39
Q14 不整脈でめまいはよく起こりますか？ 40
Q15 不整脈を悪化させやすい持病はなんですか？ 41
Q16 小学生の子供に不整脈が見つかった場合、どのような対策が必要ですか？ 42
Q17 不整脈だと新型コロナウイルスが重症化する？ 44

第2章 診察・検査・診断についての疑問13 …… 45

Q18 診察では何を聞かれますか？準備することは？ 46
Q19 不整脈を診断する検査にはどのようなものがありますか？ 48
Q20 24時間ホルター心電図を使うことになりました。重病ですか？ 52
Q21 24時間ホルター心電図の使い方の注意点を教えてください。 54
Q22 24時間ホルター心電図の検査で異常なし。たまたま異常が見つからなかった？ 55
Q23 運動と心電図をセットで行うトレッドミル検査はどんな場合に必要ですか？ 56
Q24 不整脈の人が心臓の超音波検査をする目的は？ 57
Q25 心臓のカテーテル検査が必要なのはどんな場合ですか？ 58
Q26 不整脈で行うCT検査はどんなものですか？ 60

Q27 携帯型心電計はどういう人に役立ちますか？ 62
Q28 不整脈で血液検査を行う理由はなんですか？ 63
Q29 不整脈と診断がついてすぐ治療が必要なのはどんな場合ですか？ 64
Q30 不整脈の診断や治療の得意な医師の見分け方は？ 66

第3章 不整脈のタイプ①期外収縮についての疑問16 ……… 67

Q31 期外収縮とはそもそもどんな意味ですか？ 68
Q32 期外収縮は健康な人でも9割に見つかるそうですが原因は？ 69
Q33 昨年の健康診断で期外収縮が散発といわれ今年は頻発といわれました。どう違う？ 70
Q34 期外収縮の症状は人によって違いますか？ 72
Q35 期外収縮にもタイプがあるそうですが何が違う？ 74
Q36 上室期外収縮と診断され発作が1日1000回ほどあります。大丈夫ですか？ 76
Q37 心室期外収縮といわれました。狭心症の持病がありますが大丈夫ですか？ 77
Q38 心配ない期外収縮と主治医にいわれましたが、脈が抜ける症状が続き不安です。 78
Q39 心配ない期外収縮といわれて、突然、心筋梗塞を起こすこともありますか？ 79
Q40 心配ない期外収縮といわれましたが親が心臓病です。大丈夫ですか？ 80
Q41 昔から心肥大です。期外収縮でも大丈夫ですか？ 81
Q42 高血圧の持病がありますが期外収縮でも大丈夫ですか？ 82

Q43 持病がなければ期外収縮は定期的な検査を受けなくていい？ 83
Q44 喫煙、飲酒以外に期外収縮の原因になることは？ 84
Q45 期外収縮の発作が続きつらい。薬でよくなる？ 85
Q46 薬を飲んでも期外収縮の脈飛びの症状がよくなりません。ほかに治療法は？ 86

第4章 不整脈のタイプ②頻脈性不整脈についての疑問27

…… 87
Q47 頻脈性不整脈の一種、心房細動といわれました。どんな不整脈？ 88
Q48 心房細動は危険な不整脈と聞きました。なぜ危険ですか？ 90
Q49 心房細動に特有の症状はありますか？ 92
Q50 同じ心房細動でも危険なものとそうでないものがありますか？ 93
Q51 心房細動になりやすい人やタイプはありますか？原因は？ 95
Q52 心房細動はどんな検査で診断するのですか？ 96
Q53 心房細動を放置するとどんな進行をしますか？ 97
Q54 心房細動と診断されたら何に注意すればいいですか？ 98
Q55 心房細動の治療方針はどうやって決まりますか？ 99
Q56 心房細動はどんな薬を飲みますか？治りますか？ 101
Q57 心房細動の人向けに服薬管理のできるアプリがあるそうですがどんなもの？ 103
Q58 心房細動に薬物療法以外の治療法はありますか？ 104

Q59 心房細動はいったんよくなっても再発しますか？ 105
Q60 息切れがひどく病院で心房粗動といわれました。どんな不整脈ですか？ 106
Q61 心房粗動の治療法は？ 107
Q62 発作性上室頻拍といわれました。どんな不整脈？ 108
Q63 心房頻拍といわれました。どんな不整脈？ 110
Q64 心室細動は最も危険な不整脈と聞きました。なぜ危険ですか？ 112
Q65 心室細動になりやすい人はどんなタイプが多いですか？ 114
Q66 心室細動の治療法は？ 115
Q67 心室頻拍は突然死を招きやすいと聞きましたが本当ですか？ 116
Q68 心室頻拍といわれましたが症状が全くありません。大丈夫ですか？ 118
Q69 心臓病の持病がある場合、心室頻拍はかなり危険ですか？ 119
Q70 心室頻拍の治療法はどんなものですか？ 120
Q71 ブルガダ症候群とはどんな不整脈ですか？ 121
Q72 ＷＰＷ症候群とはどんな不整脈ですか？ 123
Q73 ＱＴ延長症候群とはどんな不整脈ですか？ 125

第5章 不整脈のタイプ③徐脈性不整脈についての疑問10

第5章 不整脈のタイプ③徐脈性不整脈についての疑問10 …… 127
Q74 洞不全症候群といわれました。どんな不整脈ですか？ 128

Q75 ほかに病気がないので洞性徐脈を放置していいといわれました。大丈夫？ 131
Q76 洞房ブロックといわれましたが症状はありません。治療は必要ですか？ 132
Q77 洞性徐脈や洞房ブロックの原因は加齢だと聞きました。ほかに原因は？ 133
Q78 洞性徐脈を放置していましたが、最近めまいが気になります。大丈夫ですか？ 134
Q79 健康診断で房室ブロックという不整脈といわれました。どんなもの？ 135
Q80 房室ブロックには良性と悪性があるそうですが何が違う？ 137
Q81 悪性疑いの房室ブロックにはどんな治療を行いますか？ 138
Q82 徐脈性心房細動といわれました。どんな不整脈？ 139
Q83 脚ブロックとの診断で治療は不要といわれました。大丈夫？ 140

第6章 薬物療法についての疑問10

第6章 薬物療法についての疑問10 …… 141
Q84 不整脈の薬にはどんな種類がありますか？ 142
Q85 不整脈の薬はどうやって選択されるのですか？ 148
Q86 ある薬が効かない場合は別の薬の選択肢はありますか？ 149
Q87 不整脈は薬で治るものですか？ 150
Q88 最新の画期的な不整脈の薬はありますか？ 151
Q89 不整脈の薬の副作用を教えてください。 153
Q90 不整脈がよくなっても薬は飲みつづけないといけない？ 155

Q91 不整脈のワルファリンの薬を間違って多く飲みました。大丈夫ですか？ 156
Q92 不整脈の薬と飲み合わせの悪い食べ物はある？ 157
Q93 副作用で不整脈を起こすというのは本当？ 158

第7章 手術（非薬物療法）についての疑問20 …… 159

Q94 ペースメーカをすすめられました。どんな治療？ 160
Q95 ペースメーカを植え込む手術は大変ですか？安全性は？ 162
Q96 ペースメーカをつけるメリット・デメリットを教えてください。 164
Q97 ペースメーカをつけると日常生活に制限がありますか？ 165
Q98 ペースメーカをつけてから動悸が起こるようになりました。大丈夫？ 166
Q99 ペースメーカはいずれ交換が必要ですか？ 167
Q100 新型のリードレスペースメーカはおすすめですか？ 168
Q101 カテーテルアブレーションという治療法はどんなもの？安全ですか？ 169
Q102 カテーテルアブレーションで心房細動が根治できますか？成功率は？ 171
Q103 心房細動に対するカテーテルアブレーションはいつ受ければいいですか？ 172
Q104 心房細動に対するカテーテルアブレーションはどのように行われますか？ 173
Q105 心房細動に対するカテーテルアブレーションの症例を教えてください。 174
Q106 バルーンアブレーション手術とはどんなもの？ 177

Q107 レーザーで行うバルーンアブレーションの新手術もあるそうですが、くわしく知りたい。 179
Q108 カテーテル治療で不整脈が治れば薬も不要になりますか？ 180
Q109 心房細動のカテーテル治療の効果が十分でない場合、2回受ければよくなりますか？ 182
Q110 植え込み型の除細動器はどんな不整脈で必要になりますか？ 184
Q111 植え込み型の除細動器をつけても車の運転ができますか？ 185
Q112 AED（自動体外式除細動器）はどんな場合に必要とされますか？ 186
Q113 不整脈の治療で外科手術が必要になることはありますか？ 188

第8章 日常生活とセルフケアについての疑問19 …… 189

Q114 不整脈の人は運動を控えたほうがいいですか？ 190
Q115 不整脈ですが夜勤の仕事です。大丈夫でしょうか？ 191
Q116 入浴中に心臓がドキドキします。入浴は控えるべきですか？ 192
Q117 不整脈の人は遊園地の絶叫マシーンには乗らないほうがいい？ 193
Q118 不整脈の人はコーヒーを何杯までなら飲んでいいですか？ 194
Q119 不整脈なら塩分や脂肪を控えるべきですか？ 195
Q120 65歳ですが喫煙を今からでもやめるべき？ 196
Q121 睡眠時無呼吸もよくないそうですが対処法は？ 197
Q122 心臓にいい油があると聞きました。どんなもの？ 198

Q123 赤ワインが心臓にいいと聞きましたが本当？ 199
Q124 コエンザイムQ10が心臓にいいというのは本当ですか？ 200
Q125 心臓のために補給したほうがいい栄養素は？ 201
Q126 心臓の悪い人は納豆を食べないほうがいいといわれるのはなぜ？ 203
Q127 不整脈はストレスで悪化するって本当ですか？ 205
Q128 ストレスを抑えて不整脈を防ぐ自力対処法は？ 207
Q129 呼吸法で脈の乱れを正すことができるのは本当？ 208
Q130 不整脈の発作を自分で止めるバルサルバ法ってなんですか？ 210
Q131 不整脈にヨガがいいそうですが本当？ 211
Q132 不整脈にいいツボはありますか？ 213

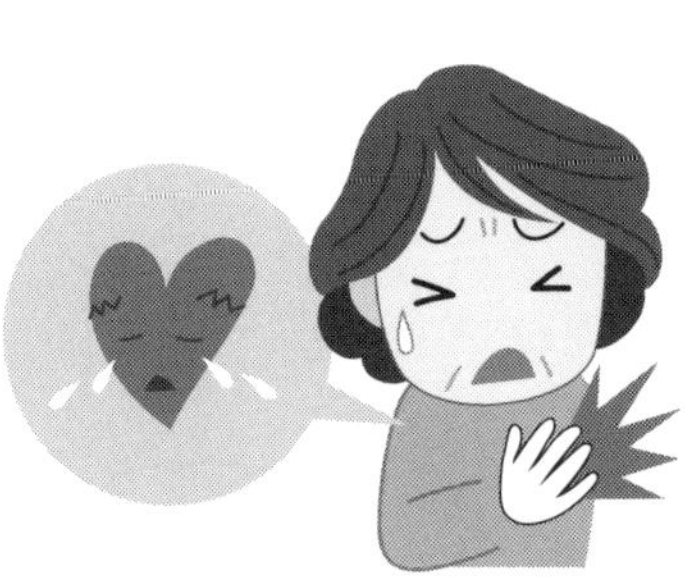

第1章

病気・症状についての疑問 17

Q1 不整脈とはそもそもどんな病気ですか？

不整脈とは、字のごとく整っていない脈のことをいいます。健康な成人の脈は1分間に60～90回ほどで、規則正しいリズム（調律）で打っています。これが正常の整っている脈です。したがって、**規則正しい調律とは異なる脈が不整脈**になります。

不整脈には、脈が非常に速くなる場合もあれば、遅くなる場合もあります。一瞬、リズムが乱れる脈も不整脈に含まれます。

こうした整っていない脈は、心臓で発生する電気刺激が本来とは異なる場所でできたり、電気刺激の伝わり方（伝導という）に異変が生じたりすることで起こります。

そもそも電気刺激を発生させる心臓はどういう構造になっているのでしょう。少しくわしく説明します。

心臓は胸の中央からやや左寄りにあり、左右の肺で挟まれています。大きさは人間の握りこぶしくらいで、重さは２００～３００グラム（体重の約２００分の１）ほどで、全体を心膜と呼ばれる一つの膜で包まれています。

心臓は心筋と呼ばれる特殊で丈夫な筋肉でできています。中央の厚い筋肉壁（中隔）

心臓の構造

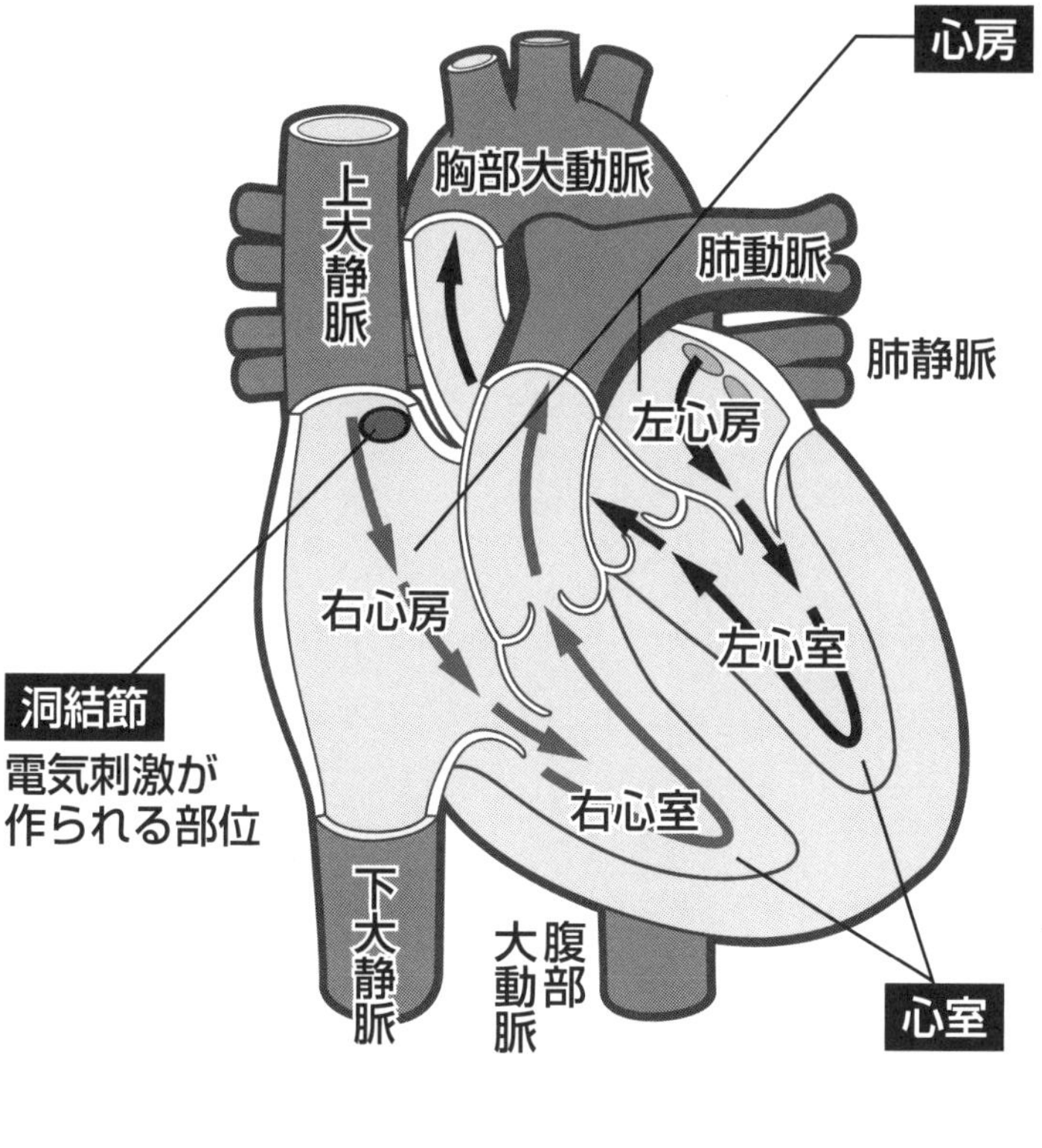

心臓は胸の中央からやや左寄りにある、人間の握りこぶしくらいの大きさの臓器で、右心房、右心室、左心房、左心室の４つの部屋からなる。右心房は上大静脈、左心房は肺静脈から還流してきた血液をプールし、それぞれ右心室、左心室に送り出す。右心室は血液を肺動脈へ、左心室は大動脈へ送り出すポンプの役目を担っている。心臓の１日の拍動数は約10万回で、8000～1万リットルの血液量を全身に送り出す。

で左右に分かれ、さらにそれぞれが上部の心房《しんぼう》と下部の心室《しんしつ》に分かれ、右心房、左心房、右心室、左心室の四つの部屋からできています。心房は大静脈および肺静脈から還流してきた血液をプールして心室に送り出す役目を、心室は血液を心臓から大動脈および肺動脈に送り出すポンプの役目を担っています。

また、各心房と心室の出口には2種の弁が左右にあり、血液の逆流を防いでいます。ちなみに、聴診器で聴こえる「ドックン、ドックン」という音は、弁が開いたり閉じたりする音です。

心房と心室は連動して一定のリズムで収縮・拡張（拍動という）をくり返しています。もし、拍動が止まると、体の細胞はすぐに酸素不足や栄養不足に陥り、生命を維持できなくなります。それだけに、心臓の仕事量は膨大です。健康な成人の場合、1回の拍動で心臓から送り出される血液量は約60ミリリットルで、1日にすると約8000～1万リットルもの量になります。これは、大型タンクローリー車1台分に相当します。

心臓の収縮・拡張のリズムを作っているのは、右心房にある「洞結節《どうけっせつ》」という部分です。そこで作られたリズムは電気刺激となって心臓全体に伝えられます。

本書ではこれから「心房」「心室」「洞結節」という言葉が頻回に出てきます。この三つの言葉をまずは覚えてください。

（清水　渉）

Q2 なぜ脈が乱れるのでしょうか？

Ｑ１で、不整脈は、心臓で発生する電気刺激が本来とは異なる場所で生じたり、電気刺激の伝導に異変が生じたりすることで生まれると説明しました。では、電気刺激はどのようにして心臓内に伝わっていくのでしょうか。その流れを見てみましょう。

心臓の上部にある洞結節《どうけっせつ》の心筋細胞は、「自動能」という周期的に電気刺激を発生する能力を持っています。洞結節で発生した電気刺激は池に波紋が広がるように左右の心房《しんぼう》に伝わって心房を収縮させます。これにより血液は心房から心室《しんしつ》へ送り出されます。

次に電気刺激は「房室結節《ぼうしつ》」と呼ばれる中継地点に集まり、ここからヒス束《そく》、右脚《きゃく》・左脚、プルキンエ線維へと伝えられ、左右の心室を収縮させます。すると、血液は心室から肺や全身へと送られます。

電気刺激が伝わる洞結節→房室結節→ヒス束→右脚・左脚→プルキンエ線維のルートを刺激伝導系といいます。この刺激伝導系のどこかに異常が起こったり、この経路以外に余分なルートができたり、洞結節以外で電気刺激が起こったりすると、脈の乱れが生じます。
なお、電気刺激は刺激伝導系を介して心臓内に一瞬にして伝わりますが、心室は心房に0・1～0・2秒遅れて収縮します。この時間差により、心房の収縮が終わってから心室の収縮が始まることができるしくみになっています。

（清水　渉）

電気刺激の伝わり方

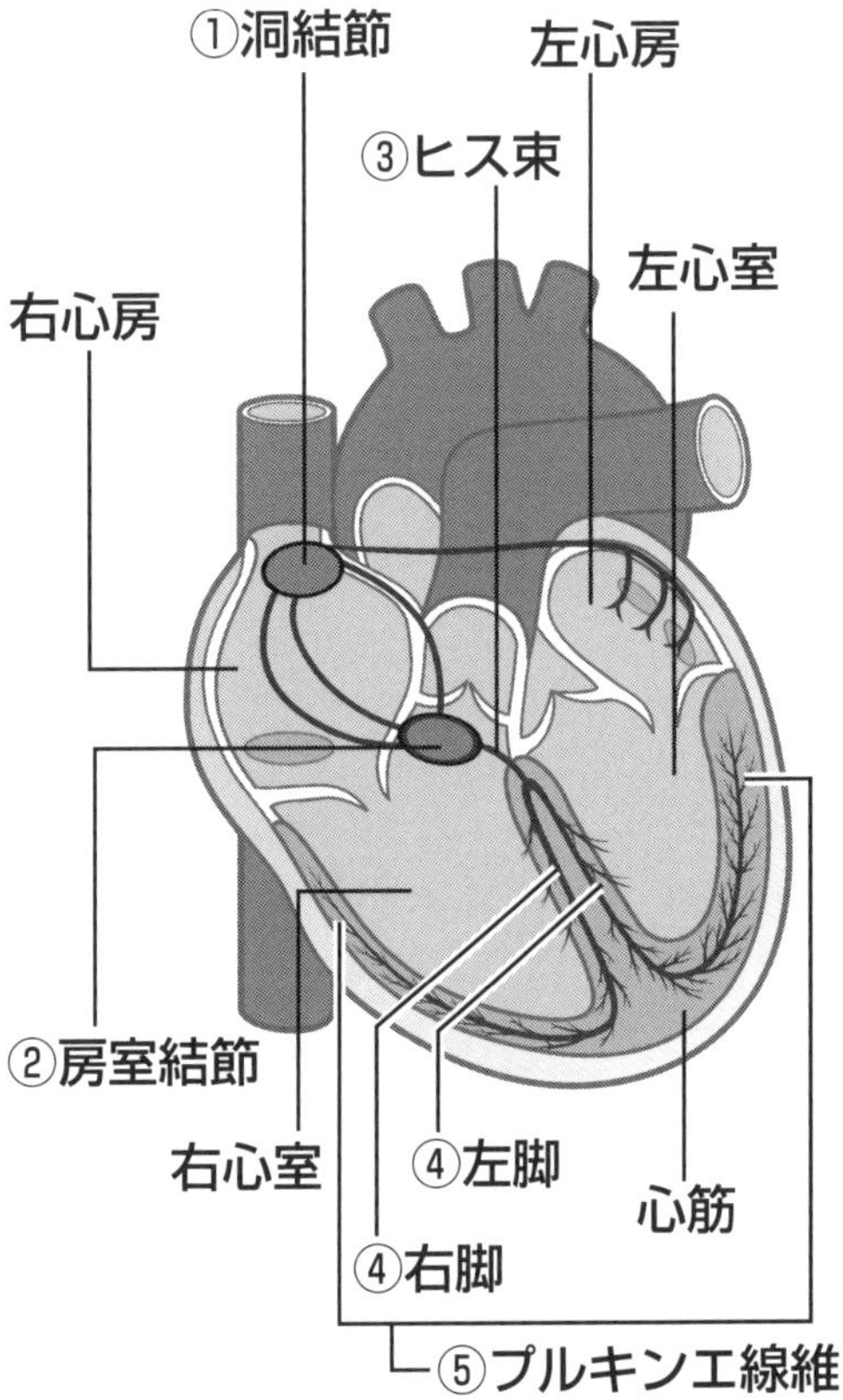

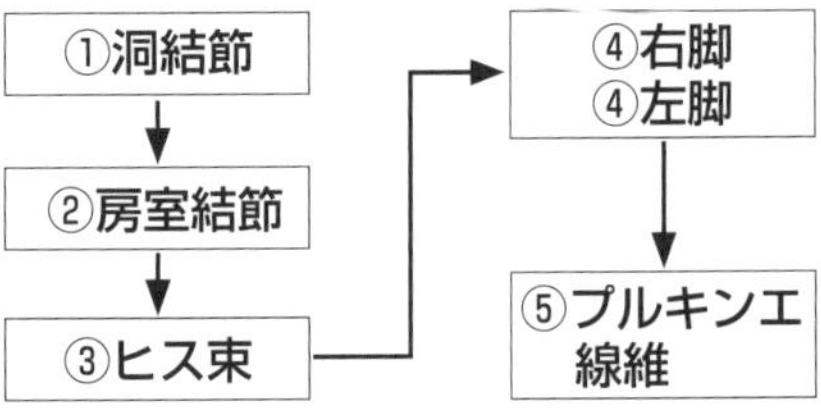

Q3 狭心症や心筋梗塞・心不全と何が違いますか？

心臓は周囲を冠動脈という血管に取り囲まれており、そこに流れる血液から酸素や栄養を受け取っています。狭心症《きょうしん》とは、その冠動脈のどこかが動脈硬化などで狭くなり、血液が十分に流れなくなることで、必要な血液を受け取れなくなった部分の心筋（心臓の筋肉）が酸素不足になり、胸痛を主症状とする発作を引き起こす病気です。

動脈硬化で狭くなった冠動脈に血栓《けっせん》（血液の塊）が発生し、血液の通り道がふさがってしまうのが心筋梗塞《こうそく》です。心筋梗塞を起こすと、つまった場所から先には血液が流れなくなり、心臓の一部が腐り（壊死《えし》という）動かなくなります。

つまり、**狭心症と心筋梗塞は血管の病気**です。

心不全はよく心臓病の一つと間違えられますが、**心不全とは病気ではなく、心臓の機能が低下し、全身へ血液を送り出す役目を果たせなくなった状態**をいいます。例えば、狭心症や心筋梗塞が起こると、心不全になる可能性が高まります。そのほか、心筋の細胞が肥大して心臓の壁が厚くなったり、逆に薄く伸びて心臓が拡張してしまう心筋症や、心臓内の血液の逆流を防いでいる弁にトラブルが生じる弁膜症なども心不全の原因になります。
一方、不整脈は、血管の病気でも心臓のポンプとしての働きが低下した状態でもありません。Q1で解説したように、洞結節《どうけつせつ》で発生した電気刺激は刺激伝導系を介して心臓全体に伝わります。この刺激伝導系に異常が生じることを不整脈といいます。
狭心症や心筋梗塞、心不全があると不整脈を起こすリスクが高まります。逆に、不整脈のタイプによっては狭心症や心筋梗塞、心不全の増悪をもたらすこともあります。すなわち、不整脈と狭心症や心筋梗塞、心不全は互いに関連があるのです。

（清水　渉）

狭心症と心筋梗塞の違い

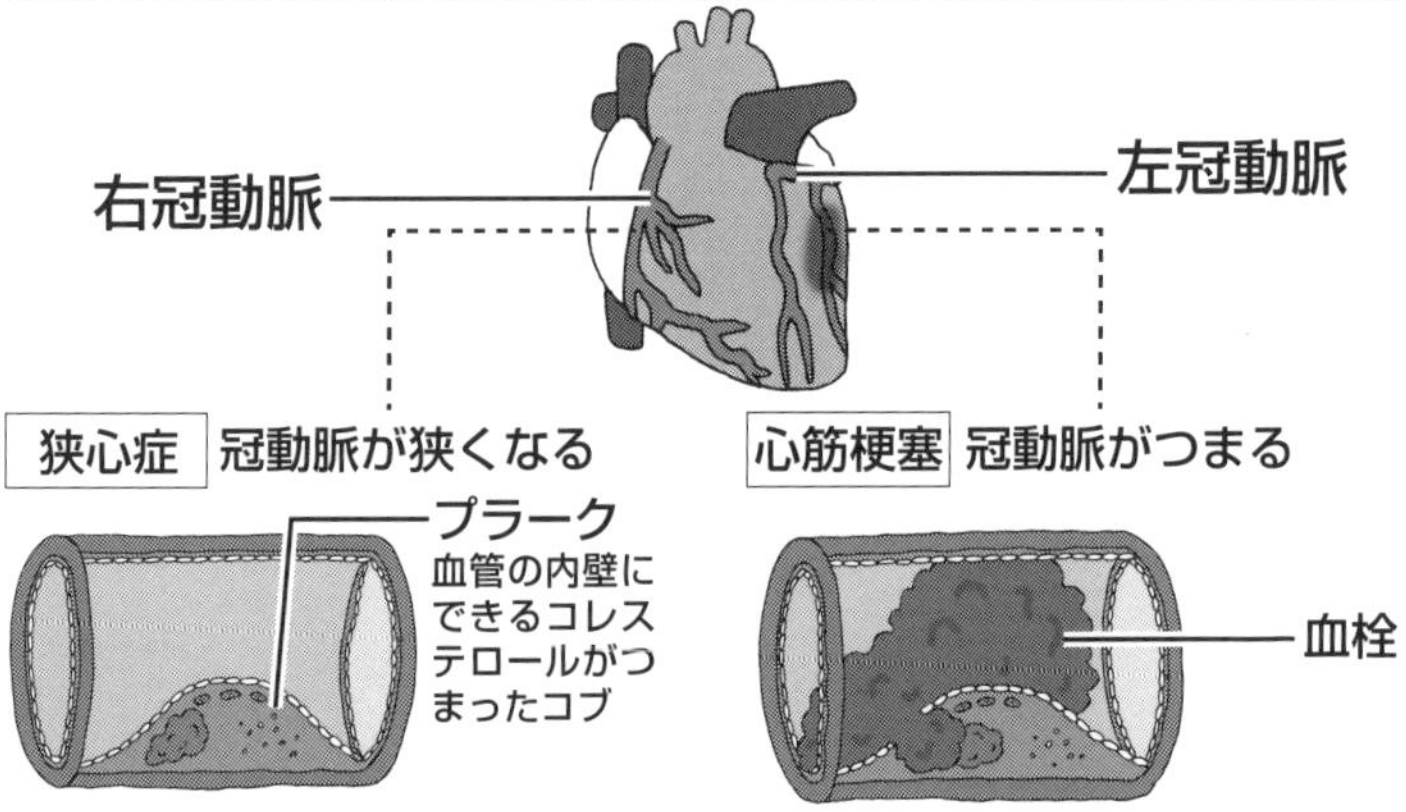

冠動脈のどこかが動脈硬化などで狭くなり、血流が十分に流れなくなる。必要な血液を受け取れなくなった部分の心筋（心臓の筋肉）が酸素不足になり、胸痛などの発作を引き起こす。

動脈硬化で狭くなった冠動脈に血栓が発生し、血液が流れなくなる。つまった先には血液が流れなくなり、心臓の一部が腐り（壊死という）動かなくなる。

Q4 健康診断で不整脈といわれ心臓の突然死を起こさないかと心配です。

突然死とは、急に起こった症状によって1時間以内に突然意識を失う、心臓に起因する死亡をいいます。突然死のきっかけとなる病気はさまざまですが、最終的には、心臓の異常によって命が失われます。突然死をもたらす心臓の異常の大半は不整脈です。こういうと心配するかもしれませんが、不整脈のすべてが危険なわけではありません。不整脈にはいろいろな種類があり、心室細動《しんしつさいどう》（Q64を参照）や心室頻拍《ひんぱく》（Q67を参照）のような危険な不整脈（致死性不整脈という）もあれば、期外《きがい》収縮のような安心してもいい不整脈もあります（Q38〜40を参照）。

健康診断（健診）で見つかる不整脈の多くは、あまり心配のない不整脈です。しかし、中には危険な不整脈もあるので、健診で不整脈といわれたら専門医を受診してください。**危険な不整脈と診断された場合は、治療をすることが突然死の防止につながります。**また、狭心症《きょうしんしょう》や心筋梗塞《こうそく》から致死性不整脈が起こり、突然死に至ることが多いので、これらの予防も欠かせません。

（清水　渉）

Q5 不整脈になると短命になりますか？

不整脈とひと言でいってもさまざまなタイプがあります。多くは治療の必要がない、つまり生命に影響を及ぼさない不整脈です。しかし、中には生命を脅かす可能性のある不整脈もあります。

例えば、先天性QT延長症候群（Q73を参照）やカテコラミン誘発多形性心室頻拍《ひんぱく》（運動がきっかけで起こる心室頻拍）などの遺伝性不整脈は子供にも発症し（Q16を参照）、突然死をもたらすことがあります。また、40～50代男性が夜間に起こす突然死の原因がブルガダ症候群（Q71を参照）である場合も少なくありません。

ときには、心筋梗塞《こうそく》など命にかかわる事態が生じている現れとして不整脈が起こってくることもあります。

不整脈になった全員が短命になるわけではありませんが、一部は短命になることがあります。**危険度の高い不整脈の人は早期に適切な治療を受けることが大切です。**

（清水　渉）

Q6 危険な不整脈とそうでない不整脈は何が違いますか？

心臓は中央の厚い筋肉壁（中隔）で左右に区切られ、さらに上部の心房《しんぼう》と下部の心室《しんしつ》に分けられ、右心房、左心房、右心室、左心室の四つの部屋からできています。心房は、大静脈および肺静脈から還流してきた血液をプールして心室に送り出す役割を持っています。一方、心室は心房から送られてきた血液を心臓から大動脈および肺動脈へ送るという、まさにポンプとしての機能を担っています。

不整脈にはさまざまなタイプがありますが、ポンプの機能を担っている心室から生じる不整脈は一般に危険な不整脈とされています。その中でも**心室頻拍**《ひんぱく》（Q67を参照）と**心室細動**《さいどう》（Q64を参照）は、脈が速くなる**頻脈性不整脈**で、命にかかわる致死性不整脈です。

では、血液をプールする働きを持つ心房から生じる不整脈であれば安心かというと、そんなことはありません。心房が細かく動きつづける**心房細動**（Q47を参照）は、それ自体が直接生命に影響することはありませんが、心房がきちんと収縮しないため、心室へ血液を送り出しにくくなり、心房内で血液がよどんで血栓《けっせん》（血液の塊）ができやすくなります。この血栓が心室に送られ、さらに血流に乗って運ばれ、脳の血管につまると脳梗塞《こうそく》を引き起こし、失語や半身まひなどの重い後遺症が残ることがあります。ですから、命にかかわらないからといって放置することは危険です。

心室頻拍、心室細動、心房細動は脈が速いタイプの不整脈です。これらとは反対に、脈が異常に遅くなったり、間隔が長くなる**徐脈性不整脈**があります。**洞不全《どうふぜん》症候群**（Q74を参照）や**房室《ぼうしつ》ブロック**（Q79を参照）などがその代表です。徐脈性不整脈が直接命にかかわることはあまりありませんが、心臓が送り出す血液が少なくなると、脳への血流が不足し、めまいや失神などを起こすことがあります。そのめまいや失神が大きなケガや危険な事故につながることがあります。

ときどき不規則な脈が生じる〝飛ぶタイプ〟の期外《きがい》収縮という不整脈があります。期外収縮にも心房（上室《じょうしつ》）期外収縮と心室期外収縮（Q35を参照）があります。心房期外収縮は症状がなければあまり心配はいりませんが、心室期外収縮の場合は、狭心《きょうしん》症や心筋梗塞などの持病（基礎心疾患《しっかん》という）によって引き起こされていたり、心室頻拍など命にかかわる不整脈が隠れていたりする場合があります。

（清水　渉）

Q7 不整脈のタイプとそれぞれの違いを教えてください。

不整脈の種類はさまざまで、分類のしかたも複数あります。例えば、発生部位から大きく上室性《じょうしつせい》不整脈と心室性《しんしつ》不整脈に分けることができます。上室とは、心室より上、つまり心房《しんぼう》や洞結節《どうけつせつ》、房室《ぼうしつ》結節を指します。また、狭心《きょうしん》症や心筋梗塞《こうそく》などの持病（基礎心疾患《しっかん》という）の有無で分けることもあります。

さらに、「脈が速くなる」「脈が遅くなる」「脈が飛ぶ」の三つのタイプに分けることもできます。

●脈が速くなるタイプ

脈が速くなることを頻脈といい、このタイプの不整脈を「頻脈性不整脈」と呼びます。頻脈性不整脈はさらに脈拍数によって「頻拍」「粗動《そどう》」「細動《さいどう》」に分けられます。正常な脈は１分間に60〜90回程度ですが、頻拍は１分間に１００〜２５０回、粗動は２５０〜３５０回、細動は３５０回以上になる不整脈をいいます。

頻脈性不整脈が起こるしくみには、大きく分けて二つあります。一つは「異常自動能」です。心筋（心臓の筋肉）が電気刺激を起こす能力を自動能といいます。自動能を持っている心筋がある場所は洞結節と房室結節、プルキンエ線維などですが、通常は、洞結節からの電気刺激によって心臓全体が興奮します。なんらかの原因によって自動能を持つ部位以外から電気刺激が発生するのが異常自動能です。これによって電気刺激が発生すると、心臓はその電気刺激を伝えて通常よりも速く拍動します。

頻脈性不整脈が起こるもう一つのしくみは「リエントリー」です。通常、洞結節から発生した電気刺激は刺激伝導系を通って心臓を1回収縮させて消失します。ところが、電気刺激が消失せずに回路を作って回りつづけることがあります。これをリエントリーといいます。電気刺激が回りつづけると心臓は絶えまなく興奮しつづけるため、頻脈になります。

頻脈性不整脈では動悸《どうき》や胸部不快感、胸痛、失神などの症状が見られます。

頻脈性不整脈は、心室細動や心室頻拍のように突然死に直接つながるものや、心房細動・粗動（Q47Q60を参照）のように合併症を招くもの、そのほかに心房頻拍（Q63を参照）や発作性上室頻拍（Q62を参照）など、さまざまなタイプがあります。

●脈が遅くなるタイプ

脈が1分間に50回以下になるのが「徐脈性不整脈」です。徐脈により脳や全身に送り出される血液量が減少します。そのため、息切れやだるさ、めまい、さらには失神することもあります。

洞結節で発生した電気刺激は刺激伝導系を通って心筋に伝わります。この刺激伝導系の正常な伝導が阻止されることをブロックと呼んでいます。ブロックが起こると、電気刺激がスムーズに伝わらないため、脈が遅くなります。

また、なんらかの原因により洞結節で電気刺激が出にくくなると、自動能を持つ房室結節やプルキンエ線維が洞結節の代役を務め、電気刺激を発生させますが（補充調律という）一般に数が少ないため、やはり脈が遅くなります。

徐脈性不整脈には、洞不全症候群（Q74を参照）や房室ブロック（Q79を参照）、脚《きゃく》ブロック（Q83を参照）などがあります。

●脈が飛ぶタイプ

不整脈の中で最もよく見られるタイプで、正式には「期外《きがい》収縮」といいます。

心房または心室の自動能のない心筋から正常の脈よりも早いタイミングで電気刺激が発生するために起こります。それによって正常より早いタイミングで心臓が収縮します。このときの心臓の収縮は弱いため、全身に送られる血液量が少なく、脈として触れにくいため脈が飛んだように感じます。ただし、期外収縮が起こっていても、自覚しないことも多々あります。

期外収縮は年を取れば誰にでも生じるもので、ほとんどは心配いりません。しかし、心筋梗塞や狭心症が期外収縮を起こしていることがあるので、こうした病気が隠されていないかを確かめる必要があります。

不整脈の種類によって治療法は異なります。健康診断や人間ドックなどで不整脈を指摘されたときは精密検査を受け、どのタイプなのかを確認することが大切です。

（清水　渉）

不整脈の主な種類

脈が速くなる	頻脈性不整脈	●上室頻拍 ●心房粗動 ●心房細動 ●心室頻拍 ●心室細動 など
	不規則	●期外収縮 ・上室期外収縮 ・心室期外収縮
脈が遅くなる	徐脈性不整脈	●洞不全症候群 ●房室ブロック ●脚ブロック など

Q8 複数のタイプの不整脈に同時になることもありますか？

脈が飛ぶタイプの期《き》外《がい》収縮には、異常な電気刺激が心室《しんしつ》で発生する**心室期外収縮**と、**心房《しんぼう》で発生する心房（上室《じょうしつ》）期外収縮**がありますが、高齢になると、ほとんどの人がこの両方の期外収縮を持っています。心室期外収縮だけ、あるいは心房期外収縮だけというケースはむしろまれです。

また、**心房細動《さいどう》**と**心房粗動《そどう》**、あるいは心房頻拍《ひんぱく》を合併する患者さんもしばしば見られます。

不整脈を引き起こす基礎心疾患《しっかん》として、狭心症《きょうしんしょう》や心筋梗塞《こうそく》、心筋の細胞が肥大して心臓の壁が厚くなったり、逆に薄く伸びて拡張したりする心筋症、心不全などの心臓の病気があります。こうした心臓病を持っている人の多くは複数のタイプの不整脈を起こす可能性があります。

したがって、これらの病気がある人はその病気を治療することが、不整脈の発生リスクを減らすことにつながります。

（清水　渉）

Q9 不整脈は治るものですか？

かつて頻脈性不整脈の治療法の中心は薬物療法でした。不整脈を起こりにくくする抗不整脈薬を服用して発作を予防したり、不整脈発作のときには抗不整脈薬の静注薬（静脈注射薬）を注射して発作を止めたりしていました。しかし、これらの抗不整脈薬の治療効果は十分ではなく、特に心筋梗塞《こうそく》に伴う心室頻拍《ひんぱく》の患者さんでは、私が医師になったころは心室頻拍が再発して、突然死することも珍しくありませんでした。

そうした中、カテーテル電極という細い電極を血管から心臓に入れて、不整脈の原因となる心臓の部位を高周波のエネルギーで焼灼《しょうしゃく》する高周波カテーテルアブレーションという画期的な治療法が開発されたのです（Q101を参照）。日本では1994年に公的医療保険の適用となり、今や広く普及し、**発作性上室《じょうしつ》頻拍はほぼ100%、心房細動《さいどう》も80%程度は根治できるように**なっています。一方、前述の心筋梗塞に伴う心室頻拍や心室細動などの致死性不整脈を持った患者さんでは、発作が起こるとこれを感知して電気ショックで停止させる植え込み型除細動器（ICD）が使われるようになり（Q110を参照）、突然死が予防できるようになっています。

（清水　渉）

Q10 不整脈の代表的な症状はなんですか？

不整脈の症状としてよく見られるのが動悸《どうき》で、ひどくなると胸の痛みを感じることもあります。頻脈性不整脈で起こる症状で、いきなり動悸が始まって唐突におさまることもあります。発作性上室頻拍《じょうしつひんぱく》では規則的なリズムで脈拍が速くなります。一方、心房細動《しんぼうさいどう》では脈の間隔がバラバラの乱れたリズムになります。1分間に100回くらいまでの頻脈で徐々に始まって徐々に終わる場合は、洞性《どうせい》頻脈の可能性があり、あまり心配はいりません。

徐脈性不整脈では、心臓から送り出される血液量が少なくなるため、少し体を動かしただけでも**だるさや息切れ**が出現します。

脈が一瞬飛んだように感じられるのもよく見られる症状です（正式には結滞という）。期外《きがい》収縮のときによく起こる症状ですが、徐脈性不整脈や房室《ぼうしつ》ブロックでも見られます。「セキをしたくなる」「胃や食道に異物が入ったような違和感や不快感がある」などの心臓の症状とは思えない症状を訴える人もいます。

頻脈性不整脈でも、徐脈性不整脈でも、心臓のポンプ機能が十分に働かなくなるので、

不整脈の主な症状

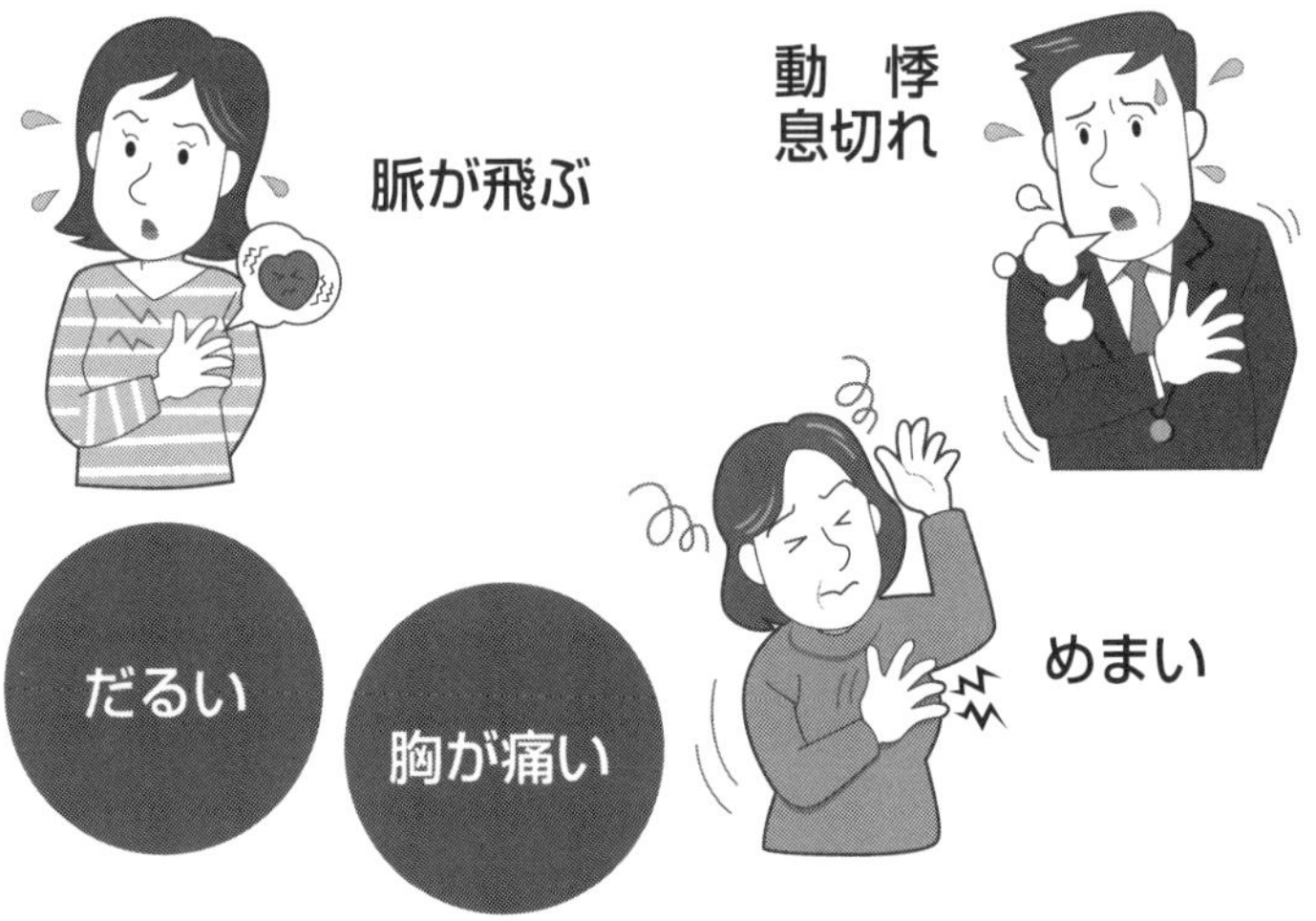

脳への血液量が減ることがあります。すると、めまいや目の前が真っ暗になる眼前暗黒感が起こったり、ひどい場合には意識がなくなって倒れたりすること（失神）もあります。心室細動《しんしつさいどう》は、心室がただけいれんして心臓のポンプの機能が全く失われた状態であり、停止しない場合には突然死の原因となります。また、頻脈性不整脈では、心房の筋肉から利尿を促すホルモンが分泌《ぶんぴつ》されるため、尿意が出ることもあります。

しかし、不整脈があっても自覚症状が全くないこともあります。心房細動の患者さんの中にも無症状の患者さんがいますが、脳梗塞《こうそく》を引き起こすこともあるので、症状がないからといって安心は禁物です。

（清水　渉）

Q11 脈の乱れを自分で確認する方法はありますか？

心臓が収縮すると多くの血液が大動脈に押し出されるため、大動脈の血管は拡張します。次に、心臓が拡張すると血液は押し出されないので、血管は収縮します。この血管の拡張・収縮により、血管内の血液が血管壁に波動を起こします。比較的皮膚に近いところを走行している手首の橈骨《とうこつ》動脈や首の頸《けい》動脈といった動脈の部位で触れると、この波動を感知できます。これが脈拍で、これを手の指で触れることを検脈といいます。

セルフチェックによる検脈は一般的に**橈骨動脈で測定**します。人差し指、中指、薬指を手首の内側に添え、１分間の脈拍数を数えます。15秒間測り、それを４倍にしてもいいです。脈の数だけでなく、脈の大小、リズムも確認してください。

検脈は心臓の拍動（心拍）の状態を知る手がかりになり、毎日、検脈をする習慣をつけておくと、脈の乱れに気づきやすくなります。特に、自覚症状が現れたときの脈拍数や脈のリズムがわかると診断をするさいに大変参考になります。

検脈で脈拍を正確に測ることはなかなか難しいですが、脈がいつもより速い、あるいは遅いといった大まかな心拍の状態をとらえることだけでも意味があります。

最近は、血圧だけでなく脈拍も測れる家庭用自動血圧計や、脈拍数のほか脈波も計測できるスマホ用のアプリ、心電図が測れる携帯型心電計もあります。こうした検脈のツールを利用してもいいでしょう。

（清水　渉）

脈の正しい測り方

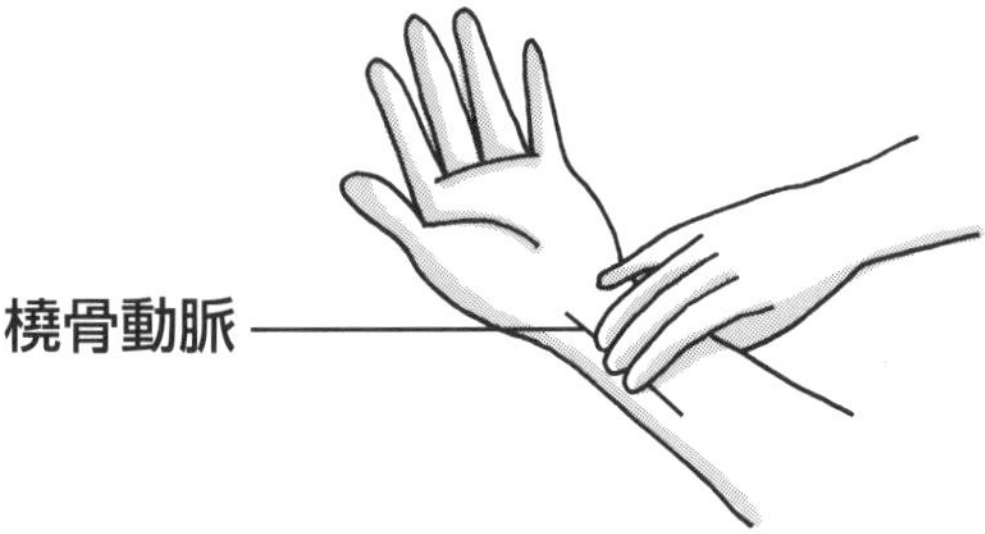

手指の親指側にある橈骨動脈に、人差し指、中指、薬指の3本を当てて１分間の脈拍の回数を測る。15秒間測り、それを４倍にしてもいい。
時計の秒針のように、脈が規則正しく打たれ、60～90回程度であれば問題ないと考えられる。

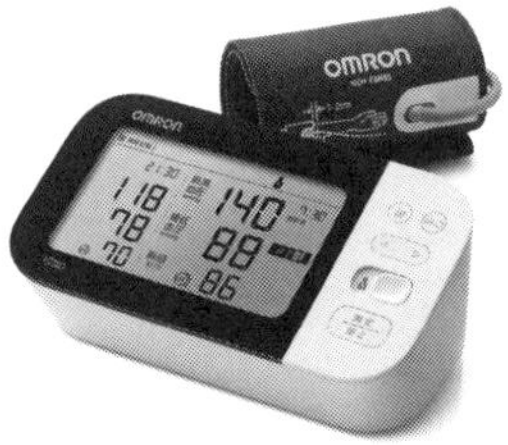

血圧だけでなく脈拍も測れる家庭用自動血圧計

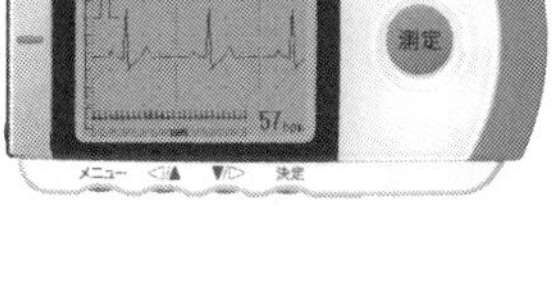

外出時にも心電図が測れて便利な携帯型心電計

（画像提供：オムロン ヘルスケア株式会社）

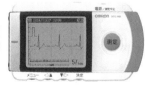

Q12 症状から不整脈のタイプを知る方法はありますか？

運動時や緊張時に、心臓がドキドキと高鳴る動悸《どうき》がすることは誰にでも起こる症状です。しかし、運動時や緊張時でもないのにこうした動悸が起こるようであれば不整脈が疑われます。不整脈は動悸だけでなく、**息切れや胸痛、めまい、だるさなどさまざまな症状が現れることもあります。逆に、気づかないうちに起こっていることも多くあります。その大半は心配のないものですが、中には突然死を引き起こす危険な不整脈もあるので放置は禁物です。**

不整脈には緊急に治療が必要なものもあれば、心配のないものもあり、治療法も多種多様です。そこで、自分の不整脈がどのタイプなのかを知る手がかりとして診断チャートを作りました。

ただし、注意していただきたいのは、これはあくまでも目安ということです。不整脈は自覚症状のない人も多く、症状がある人でも感じ方は人それぞれ異なります。**正確な診断には専門医の診察が必要**であることはいうまでもありません。

（石川恭三）

不整脈の種類や危険度の目安がわかるチャート

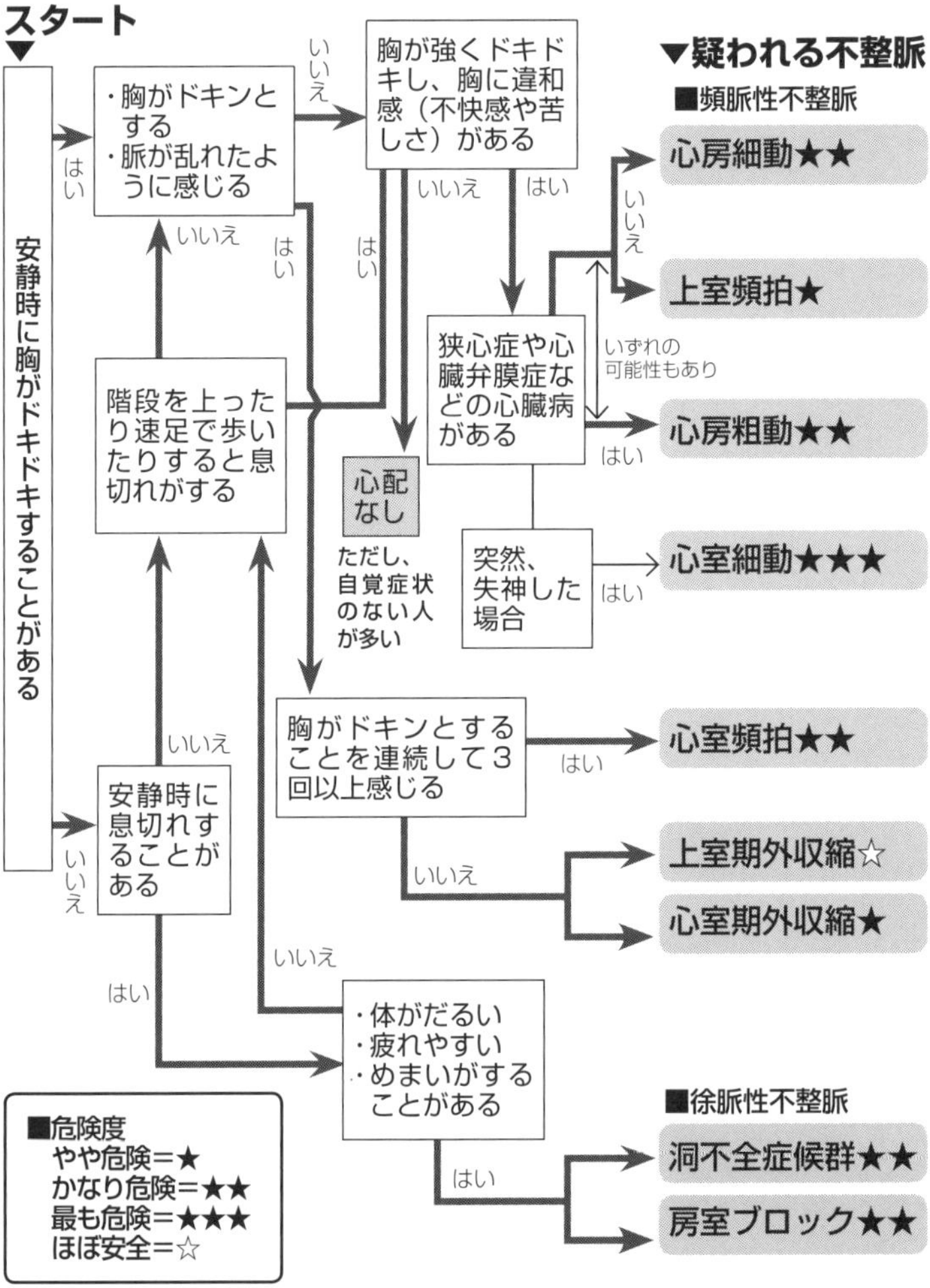

スタート
安静時に胸がドキドキすることがある
はい
いいえ
・胸がドキンとする
・脈が乱れたように感じる
いいえ
はい
胸が強くドキドキし、胸に違和感（不快感や苦しさ）がある
いいえ
はい
はい
階段を上ったり速足で歩いたりすると息切れがする
いいえ
心配なし
ただし、自覚症状のない人が多い
狭心症や心臓弁膜症などの心臓病がある
いずれの可能性もあり
いいえ
はい
突然、失神した場合
はい
安静時に息切れすることがある
いいえ
はい
胸がドキンとすることを連続して3回以上感じる
はい
いいえ
いいえ
・体がだるい
・疲れやすい
・めまいがすることがある
はい
▼疑われる不整脈
■頻脈性不整脈
心房細動★★
上室頻拍★
心房粗動★★
心室細動★★★
心室頻拍★★
上室期外収縮☆
心室期外収縮★
■徐脈性不整脈
洞不全症候群★★
房室ブロック★★
■危険度
やや危険＝★
かなり危険＝★★
最も危険＝★★★
ほぼ安全＝☆

＊この診断はあくまでも目安です。不整脈は自覚症状のない人も多く、症状がある人でも感じ方が人それぞれ違います。正確な診断には医師の診察が必要です。

Q 13 不整脈ですが夜になると動悸がひどくなります。なぜでしょうか？

夜になると不整脈による動悸《どうき》が増悪する理由として二つ考えられます。

血圧や脈拍数の調節は交感神経と副交感神経の二つの自律神経（自分の意志と無関係に内臓や血管の働きを支配する神経）によって行われます。日中の活動時には交感神経が優位になり、夜間や安静時は副交感神経が優位になります。不整脈の中には、交感神経が優位のときに出やすいものと、副交感神経が優位のときに出やすいものがあります。例えば、同じ心房細動《しんぼうさいどう》でも交感神経緊張型と副交感神経緊張型があります。ですから、**夜になると動悸がひどくなる人の不整脈は、副交感神経緊張型の可能性があります**。ただし、交感神経緊張型と副交感神経緊張型はいつどういうときに出やすいかという違いだけで、どちらが危険というわけではありません。

もう一つの理由は感じ方の問題です。動悸が日中の活動時に起こったとしても、関心がほかに向けられ、動悸に気づきにくいものです。ところが夜の静かな環境下では、動悸が気になり、ひどくなったように感じることがよくあります。

（清水　渉）

Q14 不整脈でめまいはよく起こりますか?

めまいは不整脈でよく見られる症状の一つです。

ただし、めまいにもさまざまなタイプがあります。例えば天井がグルグル回る、地面がゆれるような感じがする、といったときは不整脈による症状ではなく、体のバランスを保つ平衡機能を担っている三半規管や耳石器《じせき》などの耳鼻科的な原因から起こっていると考えられます。

不整脈によるめまいは、目の前が真っ暗、あるいは真っ白になる眼前暗黒感を覚えることが大半です。これは、頻脈性不整脈でも徐脈性不整脈でも見られる症状で、心臓から脳へ十分な血液が送れなくなり、脳の血流が低下することが原因です。

心室細動《しんしつさいどう》や心停止により心臓が血液を送り出すポンプの役割が全く果たせなくなる場合には、この状態が10秒以上続くと失神を起こし、30秒以上続くと呼吸停止、3~10分で死に至ります。

めまいは脳梗塞《こうそく》や脳出血でも起こります。めまいは身近な症状なので軽視しがちですが、気になるときは医療機関を受診して原因を調べることが大切です。（清水　渉）

Q15 不整脈を悪化させやすい持病はなんですか？

不整脈を悪化させる持病の一番は**心臓病**です。

具体的には、心臓に酸素や栄養を供給する冠動脈が狭くなる**狭心症**《きょうしんしょう》や、冠動脈が血栓《けっせん》（血液の塊）でつまってしまう**心筋梗塞**《こうそく》、心臓の筋肉が厚くなったり薄く引き伸ばされたりする**心筋症**、弁が障害されて血液の通り道が狭くなったり血液が逆流したりする**弁膜症**、心臓の働きが低下して血液を送り出す役目を果たせなくなる**心不全**などがあげられます。

高血圧があると動脈硬化により血管の柔軟性が失われるため、心臓から強い圧力で血液を送り出さねばならず、心臓に大きな負担をかけます。また、血液中の脂肪分が多くなる**脂質異常症**や血糖値が高い状態が続く**糖尿病**は、動脈硬化を起こし、高血圧の場合と同じように、心臓に負担をかけるため、不整脈を悪化させやすくします。

したがって、こうした持病（基礎疾患《しっかん》）を持っている人は、不整脈を悪化させないためにも、持病の治療を行うことが不可欠です。

（清水　渉）

Q16 小学生の子供に不整脈が見つかった場合、どのような対策が必要ですか？

学校保健法施行規則により、小・中・高校の1年生全員に心電図検査が義務づけられ、学校心臓検診で不整脈が見つかることがあります。子供の不整脈だからといって大人と大きく変わることはありません。大人で心配のない不整脈は、子供でも心配がない不整脈であり、危険な不整脈は子供でも危険な不整脈です。学校心臓検診で発見される不整脈で頻度が高いのは期外《きがい》収縮、WPW症候群（Q72を参照）、脚《きゃく》ブロック（Q83を参照）、房室《ぼうしつ》ブロック（Q79を参照）、QT延長症候群（Q73を参照）です。

期外収縮は本来のリズムより早く洞結節《どうけつせつ》以外から電気刺激が出るもので、ほとんどの場合、問題はなく治療も必要ありません。期外収縮が多発する場合や連発する場合は、心臓の機能が低下することがまれにあります。

正常な心臓では、心房《しんぼう》と心室《しんしつ》は1本の電気通路（房室結節という）でつながっていますが、心房と心室の間に余分な電気通路（ケント束《そく》という）が生まれつきあるのがWPW症候群です。それだけでは無症状ですが、房室結節とケント束を介して、心房と心室の間をクルクルと興奮が回る発作性上室頻拍《じょうしつひんぱく》（正確には房室回帰性頻拍。Ｑ62を参照）を引き起こす可能性があるので、専門医を受診してください。

洞結節で発生した電気刺激は、左右の心房に伝わったあと房室結節に入り、ヒス束を通って左右の脚に分かれます。脚ブロックとは左脚あるいは右脚で電気刺激の伝導が途絶した状態です。脚ブロック自体は問題ありませんが、背景に心臓の病気が存在していることがあります。その場合は基礎心疾患《しっかん》の診断と治療が必要です。

房室ブロックは、心房から心室への電気刺激の伝導が遮断《しゃだん》した状態のことです。ブロックの程度が軽ければそれほど問題はありませんが、程度が重いときは失神や労作時の息切れなどを引き起こすことがあります。

心室が興奮しはじめてから回復するまでの時間をＱＴ時間といいます。ＱＴ延長症候群は、このＱＴ時間が延長しているものです。ＱＴ延長症候群の多くは遺伝性で（先天性ＱＴ延長症候群）、トルサード・ド・ポアンツ（ＴｄＰ）という多形性心室《しんしつ》頻拍（Ｑ67を参照）からときに心室細動《さいどう》に移行し、突然死を起こすことがあります。

頻度は多くありませんが、カテコラミン誘発多形性心室頻拍も子供に見られる遺伝性不整脈で、失神や突然死を起こす可能性があります。こうした遺伝性の不整脈が疑われる場合は必ず専門の医療機関で精密検査を受けてください。

（清水　渉）

Q17 不整脈だと新型コロナウイルスが重症化する？

新型コロナウイルスは肺の組織と非常に親和性が高く、感染すると肺炎を発症しやすくなります。**肺と関係が深い心臓も新型コロナウイルスの影響を受けやすい部位です。**肺炎が起こると、肺のガス交換が不十分になり、酸素の供給量が減るため、心臓はより強いポンプで血液を全身に送り出そうとします。そのため心臓への負担が大きくなり、不整脈が悪化する可能性があります。それに伴って肺炎も重症化しやすくなります。

最近、新型コロナウイルスは血管にも感染することがわかってきました。冠動脈に感染して血栓《けっせん》（血液の塊）ができると心筋梗塞《こうそく》になります。心筋梗塞は不整脈を悪化させる要因です。さらに**新型コロナウイルスは、心筋（心臓の筋肉）にも直接感染して急性心筋炎などの心筋障害を起こす**ことも報告されています。この場合、心室頻拍《しんしつひんぱく》や心室細動《さいどう》などの致死性不整脈が起こり、突然死につながる可能性もあります。

不整脈などの心臓病を持った患者さんは、手洗いやマスクの着用などの感染予防対策を健康な人以上にしっかり行うことが大切です。

（清水　渉）

第2章

診察・検査・診断についての疑問13

Q18 診察では何を聞かれますか？準備することは？

問診は診察の第一歩です。単純な方法ですが、患者さんから得られる情報は診断をするうえで大きな手がかりとなります。

問診でまず聞かれるのは症状についてです。不整脈で患者さんが最も多く訴える症状に動悸《どうき》があります。しかし、動悸の感じ方は人それぞれです。心臓がドキドキと速く打つのも動悸ですし、1拍1拍をゆっくり大きく感じるのも動悸です。**どのような感じ方をするのかをくわしく聞かれます。**

また、症状がいつごろから始まったのか、時間帯や何をしているときに現れるのか、どのくらい続くのか、食事の前かあとか、空腹時なのかという食事との関係も質問されます。

これまでにかかった病気（既往歴という）についての情報も重要です。特に不整脈を起こしやすい甲状腺《せん》機能亢進《こうしん》症や甲状腺機能低下症、心筋梗塞《こうそく》や狭心症《きょうしん》、脳梗塞、肺の病気などの治療をしたことがあるか、あるいは現在治療中であればどのような薬を服用しているかなども聞かれます。胸部の手術が不整脈の誘因になることもあるの

問診の主な内容

●どのような症状が出ているのか

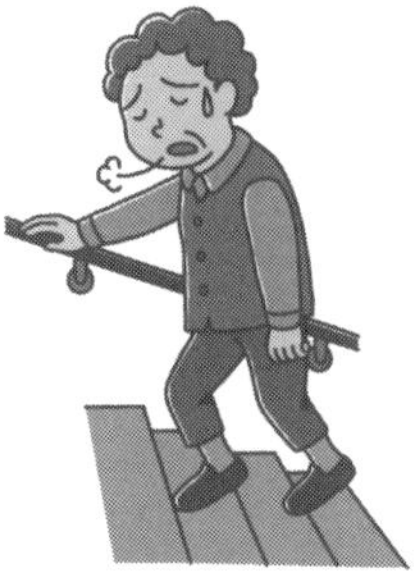

●症状がいつから現れているのか
（例：１カ月前から２〜３日に１回など）

●症状はどのくらいの時間続くか
（例：２〜３分など）

●何をしているときに現れるのか
（例：運動中、労作時など）

●何時ごろ現れるのか
（例：起床時、日中、夜間など）

●食前か食後か、空腹時か

●これまでにかかった、あるいは現在治療中の病気はあるか
（例：甲状腺機能亢進症や甲状腺機能低下症、心筋梗塞や狭心症、脳梗塞など）

●今までに手術を受けたことがあるか
（例：病名、手術を受けた時期）

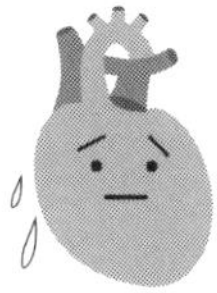

●現在服用中の薬はあるか

●アレルギーはあるか

●兄弟姉妹や両親などに、突然死した人はいるか

で、胸部の手術をしたことがある場合は、必ず医師に告げてください。

遺伝性の不整脈もあります。したがって兄弟姉妹や両親などに突然死した人がいないかなど家族歴もくわしく質問されます。

問診ではできるだけ多くの情報を医師に伝えることが大切です。

そのためには、前もって不安に思っていることや症状などメモしていくと問診がスムーズに進みます。

（栗田康生）

Q19 不整脈を診断する検査にはどのようなものがありますか？

不整脈の有無や原因となる病気がないかを調べる主な検査は次の四つです。なお、必要に応じて**超音波検査**（Q24を参照）や**カテーテル検査**（Q25を参照）、**CT検査**（Q26を参照）などが行われます。

●触診　手首の動脈などの脈に触れ、脈の乱れや脈の飛びがないか（結滞という）、脈の大きさを診ます。通常、15秒間の脈を数えて4倍にし、1分間当たりの脈拍数を算出します。あまりに速い頻脈だと血圧が下がり、脈が触れにくくなるため、むしろ脈が少なくなったように数えられることもあります。

●12誘導心電図検査　不整脈にかぎらず、心臓病の診療においては必須《ひっす》の検査です。不整脈そのものをとらえるばかりでなく、心筋梗塞《こうそく》や心筋の肥大など不整脈を生じやすい基礎疾患《しっかん》の存在を推測することができます。

心電図検査は心臓内の電気刺激の流れるようすを体の表面でとらえ、記録紙やモニターの上に特殊な波形として表わすものです。心電図検査にはいくつか種類があり、

12誘導心電図検査

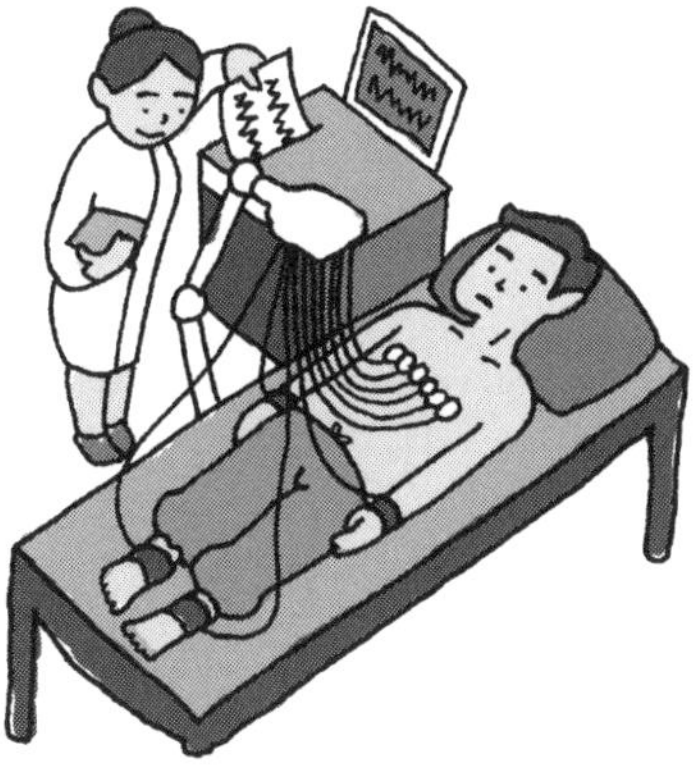

12誘導心電図検査は電気刺激の流れを決まった12の方向から記録する検査です。

電気刺激の流れを記録するために、左右の手足に４個、前胸部の特定の場所に６個の計10個の電極を皮膚に接着します。左右の手足の４個の電極からは、頭から足先と左右の方向に向かう六つの電気の流れを、前胸部の６個の電極からは胸の前面に向かう六つの電気の流れをとらえることができ、計12の波形が記録されます。

心電図の波形は、左から右に見ます。横の間隔は時間、縦の高さは電気刺激の強さを表わします。波形の各部は「P、Q、R、S、T、U」と呼ばれ、それぞれが心臓の特定の活動を表わしています。

基本的には直線のあとに小さな波、次いで鋭い波が現れ、その後なだらかな波があってまた直線になります。この一連の流れが1回の心臓の収縮・拡張を反映し、正常であれば規則正しい周期でくり返されます。しかし、心臓に異常があると、この波形がくずれます。医師は、波形がどのような崩れ方をしているかを読み取ることによって、心臓のどこに異常があるかを推定することができます。
12誘導心電図検査は簡便な検査ですが、15～30秒間ほどの心電図しか記録されません。この間に不整脈が起こらなければ、心電図に現れません。

●24時間ホルター心電図検査　24時間の心電図を記録する検査です。1日のうち、どのくらいの頻度で不整脈の発作が出ているか、どの時間帯に起こりやすいのか、どんな行動が発作を誘発するかなどを把握できます。

●運動負荷心電図検査　不整脈の中には体を動かしたときだけ発作が現れるタイプがあります。その場合、12誘導心電図検査や24時間ホルター心電図検査では不整脈をとらえられません。そこで行われるのが、心臓に負荷をかけて不整脈が誘発されないかを調べる運動負荷心電図検査です。狭心《きょうしん》症や心筋梗塞などの虚血性心疾患の診断にも役立ちます。

運動負荷心電図検査

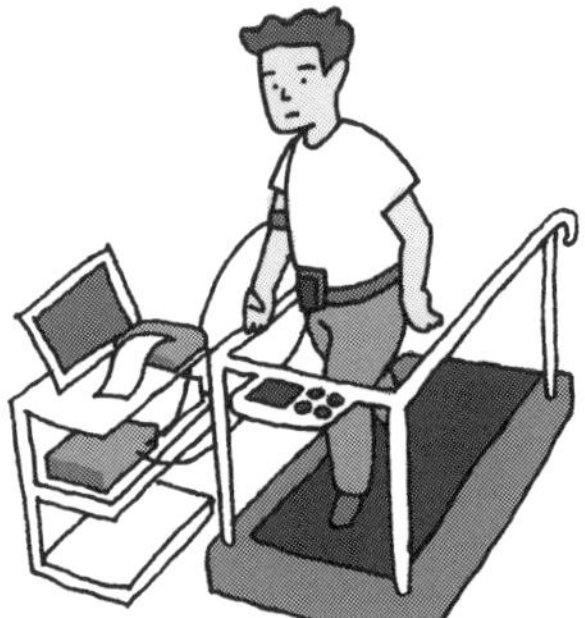

　運動負荷心電図検査にはいくつかの方法がありますが、よく行われているのは、小型の動く歩道（ルームランナー）のような機器の上を歩いたり走ったりする「トレッドミル検査」です。

（栗田康生）

正常な心電図の見方

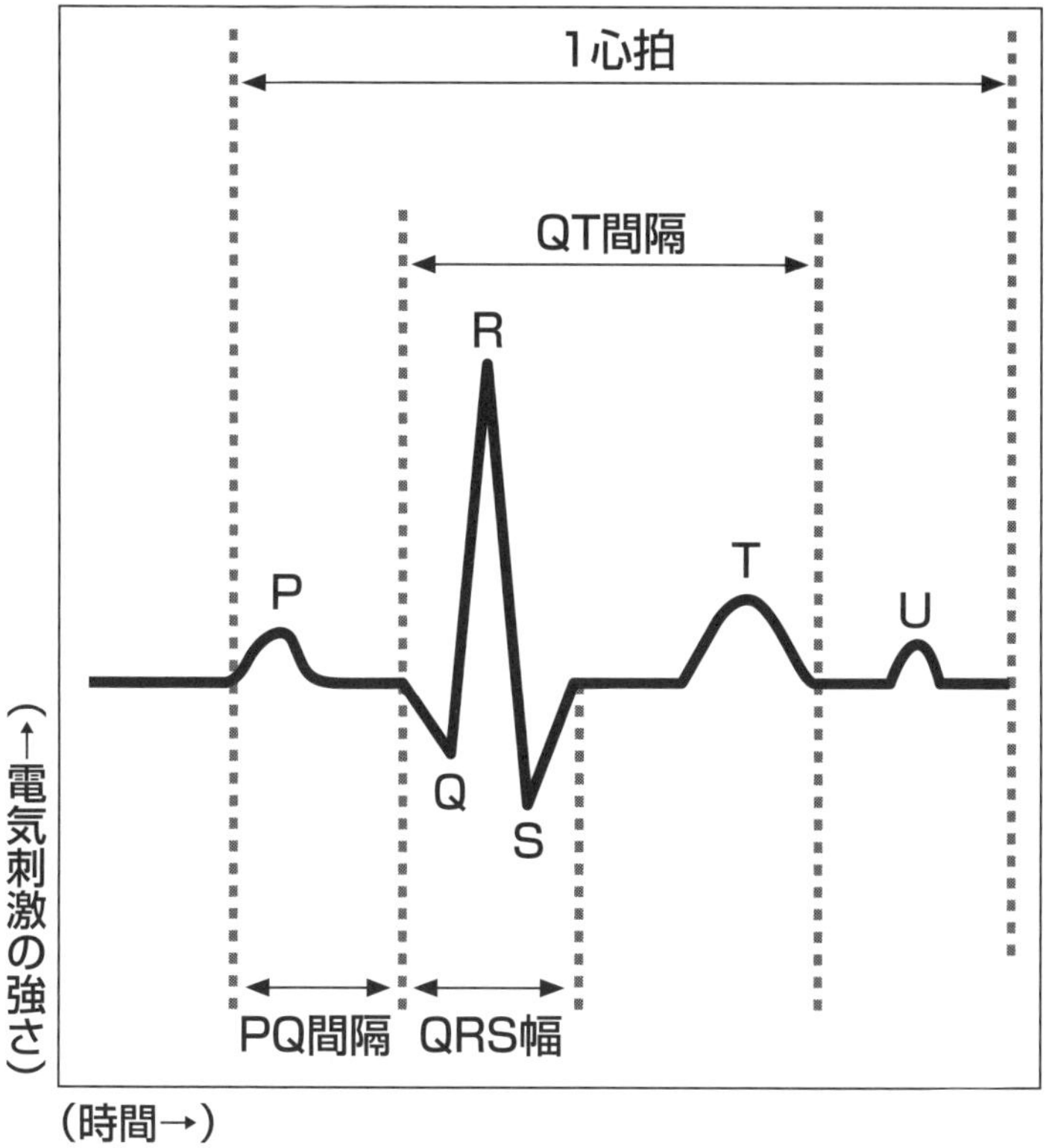

P波	心房の興奮時に生じる波形
QRS波	心室の興奮時に生じる波形
T波	心室の興奮からの回復時に生じる波形
U波	T波に続く低い波形で、プルキンエ線維の電気的興奮が回復する時期と考えられている。現れないこともある。

Q20 24時間ホルター心電図を使うことになりました。重病ですか？

24時間ホルター心電図検査は12誘導心電図検査の次に一般的に行われる検査で、不整脈を調べるさいにはむしろ行わないことがないといってもいいぐらいです。

12誘導心電図検査は15～30秒間くらいの心電図しか記録できません。運動負荷心電図も長くて30分間程度の記録になります。1日24時間のうちの、わずかな時間だけの心電図では診断がつかない場合があります。

また、活動しているときだけ、あるいは就寝中だけに発作が起こる不整脈がありますす。こうした不整脈は、診察室での心電図検査からは見つけることができません。

そこで行われるのが24時間ホルター心電図検査です。入院せずに日常の心電図の状態を探るもので、1日分の心電図を記録して、どんな種類の不整脈がいつ、どの程度出るのか、不整脈が出るときの生活活動状況はどうなのかなどを調べます。

24時間ホルター心電図検査は不整脈の診断だけでなく、不整脈の進行の有無や不整脈を治療する薬の効果を判定するためにも行われます。前回の24時間ホルター心電図と比較して変化を見ることも重要になります。

なお、24時間ホルター心電図検査を行うさいには、気をつけなければならないことがいくつかあります（Q21を参照）。よく医師の説明を聞いて、必ずそれを守るようにしてください。

（栗田康生）

24時間ホルター心電図

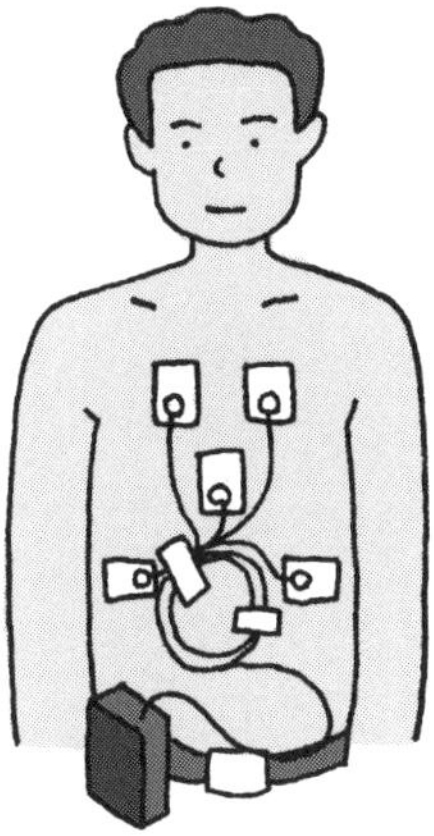

携帯型の心電計をつけて、1日、24時間の心電図を記録する。
ふだんどおりの生活をしているときの心臓の状態がわかる。

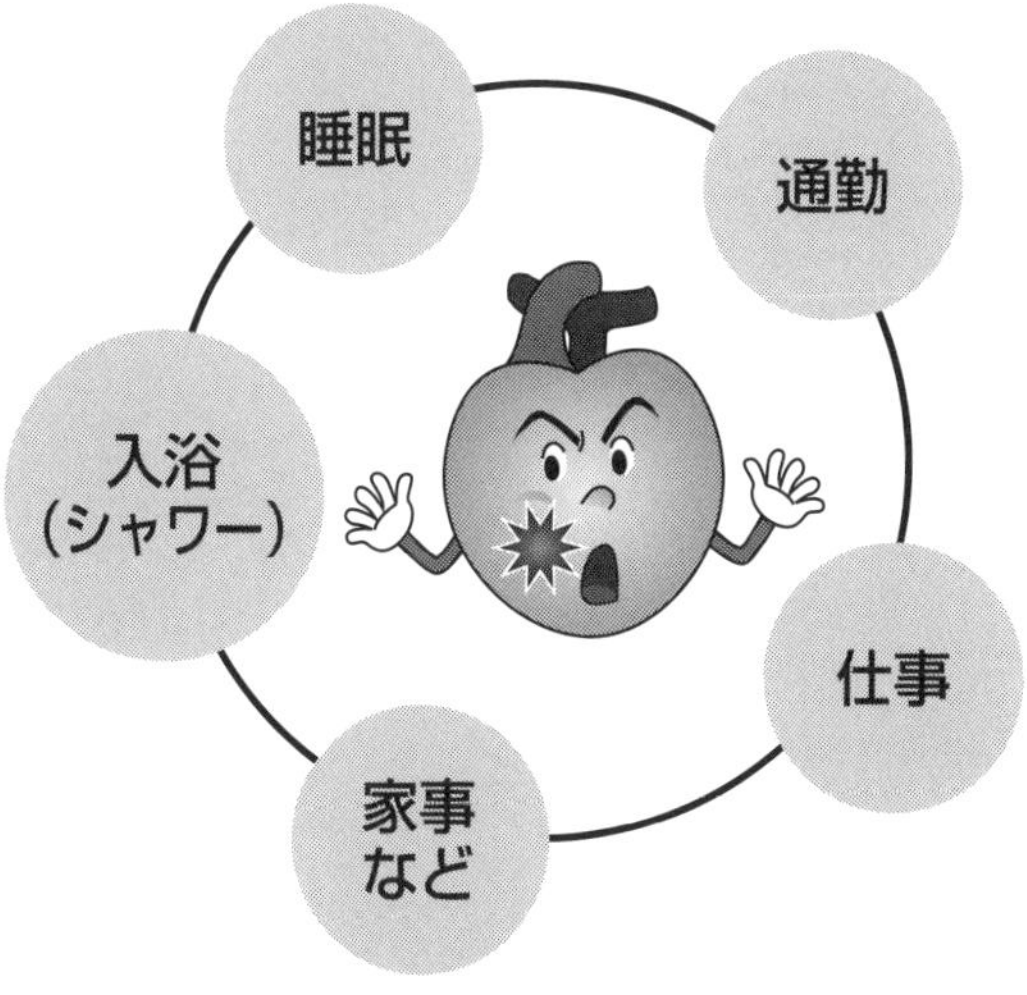

Q21 24時間ホルター心電図の使い方の注意点を教えてください。

医療機関で電極を胸に接着して、携帯型の記録装置をストラップやベルトで体に装着します。これで記録装置に心電図が記録されていきます。その後は、**仕事や家事などふだんどおりの生活をしてください。**安静にしていては診察室での検査と同じになってしまい、この検査を行う意味がなくなります。

装置は精密機器なので**衝撃や水に弱いので注意してください。**胸を濡らす入浴、シャワー、水泳はできません。お風呂は下半身のみのシャワーにします。装置に影響を及ぼす可能性のある低周波・高周波治療器や電気毛布の使用はさけます。運動も可能ですが、汗をかくと電極がはがれやすいので注意してください。

初日の医療機関での装置取りつけ時に記録用紙が渡されます。気になる症状とそれが現れた時間を簡単に記載しておくと、その前後の時間の心電図を重点的に解析してもらえます。装置を取りはずすために翌日再度、医療機関に行きます。そのさい、記録用紙も忘れずに持参してください。

（栗田康生）

Q22 24時間ホルター心電図の検査で異常なし。たまたま異常が見つからなかった?

不整脈が必ず毎日出現する人であれば、24時間ホルター心電図検査で異常を発見することができます。しかし、不整脈の頻度が少ない場合は、24時間以内に不整脈を生じないと「異常なし」と判断されます。つまり、検査した24時間中にたまたま異常が見つからなかったということになります。これまで私の患者さんの中には、**24時間ホルター心電図装置をはずした直後に不整脈が生じたこともあります。**

症状と不整脈の種類によって治療法が異なることが多いため、**必要に応じて24時間ホルター心電図検査を何度か行う場合もあります。**

原因がはっきりしない失神や、脳梗塞《こうそく》の原因が不整脈によるものかを診断したいときには**植え込み型心電計**を用いた検査が有効です。電池寿命は2～3年間で、その間の不整脈をすべて検出できます。胸の皮膚を小切開して小指くらいの電極つきモニターを胸の皮膚の下に植え込みます。植え込み処置は数分しかかかりません。ただし、検査が不要となった場合は装置の取り出し処置（切開）が必要です。

（栗田康生）

Q23 運動と心電図をセットで行うトレッドミル検査はどんな場合に必要ですか？

トレッドミル検査とは、小型の動く歩道（ルームランナー）のような装置の上に乗って持続運動を、12誘導心電図を装着した状態で実施するものです。歩くスピードから始まり、徐々にスピードアップしていきます。装置の台の角度も上げていきます。

この検査は通常、**心筋梗塞《こうそく》や狭心症《きょうしんしょう》**などの診断に用いますが、**運動がきっかけとなって引き起こされる不整脈（運動誘発性不整脈という）を診る**ときにも行われます。

運動誘発性不整脈の一つにカテコラミン誘発性多形性心室頻拍《ひんぱく》があります。主に運動中など交感神経（自律神経の一つで心身の働きを活発にする神経）の緊張時に心室頻拍が現れ、心室から血液が十分に送り出されなくなり、失神や突然死を招く危険のある不整脈です。この場合、通常の心電図検査では発見が難しく、運動負荷を加えるトレッドミル検査が役立ちます。この検査で交感神経が関与していると判明すれば、治療として交感神経の働きを抑えるβ遮断《ベータしゃだん》薬が選択できます。また、**β遮断薬の治療効果を判定するためにトレッドミル検査が実施されることもあります。**

（栗田康生）

Q24 不整脈の人が心臓の超音波検査をする目的は？

心臓の超音波検査とは、体内に向けて超音波を発信し、心臓の各部分に当たって跳ね返ってきた波（エコー）を受信し画像化するもので、一般に「心エコー」と呼ばれます。

心エコーにより、心房《しんぼう》や心室《しんしつ》、心筋（心臓の筋肉）、弁の形状や動いているようす、血流の方向や速度を調べることができます。さらに、心臓が肥大していないか、拡大していないかもチェックできます。例えば、心房細動《さいどう》で心房拡大が認められたり、心臓弁膜症の存在が明らかになったりすることがあります。また、成人になってから先天性心疾患《しっかん》が発見されることもあります。

狭心《きょうしん》症や心筋梗塞《こうそく》などの虚血性心疾患では心臓の壁の運動に部分的な異常を認めることがあります。虚血性心疾患の有無は不整脈治療薬の選択に影響するので、心エコー検査は重要です。

検査は、胸部を出してベッドに体の左側を下にして横になって行います。ゼリーを塗り、プローブと呼ばれる超音波発信器を胸に当てて心臓を観察します。（栗田康生）

Q25 心臓のカテーテル検査が必要なのはどんな場合ですか？

心臓カテーテル検査とは、足のつけ根や手首の動脈もしくは静脈から、カテーテルと呼ばれる細く柔らかい管を挿入し、それを心臓や心臓に栄養を送り届けている冠動脈まで送り込み、内部の状況を調べる検査です。

心臓カテーテル検査には大きく二つの種類があります。

●冠動脈造影カテーテル検査　カテーテルから造影剤を冠動脈内に注入して冠動脈がどうなっているか造影剤を用いて調べる検査です。**狭心《きょうしん》症や心筋梗塞《こうそく》などの虚血性心疾患が引き金になっている不整脈の場合に主に行われます。**

●心臓電気生理検査　カテーテルの先端から心臓内に電気刺激を与えて不整脈を誘発し、異常が生じている場所を突き止めたり、心筋（心臓の筋肉）を伝わる電気刺激を調べたりする検査です。これらは体表心電図ではわかりません。**症状と徐脈の関連がはっきりしない場合や、心臓内の心電図を見る場合に行われます。**

心臓電気生理検査で不整脈の原因となる電気刺激の回路が見つかったら、その部位にカテーテルから高周波電流を流し、焼灼《しょうしゃく》します（カテーテルアブレーションという。Q101を参照）。

WPW症候群（Q72を参照）などの発作性上室《じょうしつ》頻拍《ひんぱく》や一部の期《き》外《がい》収縮、発作性心房粗《しんぼうそ》細動《さいどう》、一部の心室《しんしつ》頻拍など不整脈の回路がはっきりしている場合は、心臓電気生理検査で回路の部位を確認したあと、引き続いてカテーテルアブレーションによる治療が行われるのが一般的です。（栗田康生）

冠動脈造影カテーテル検査

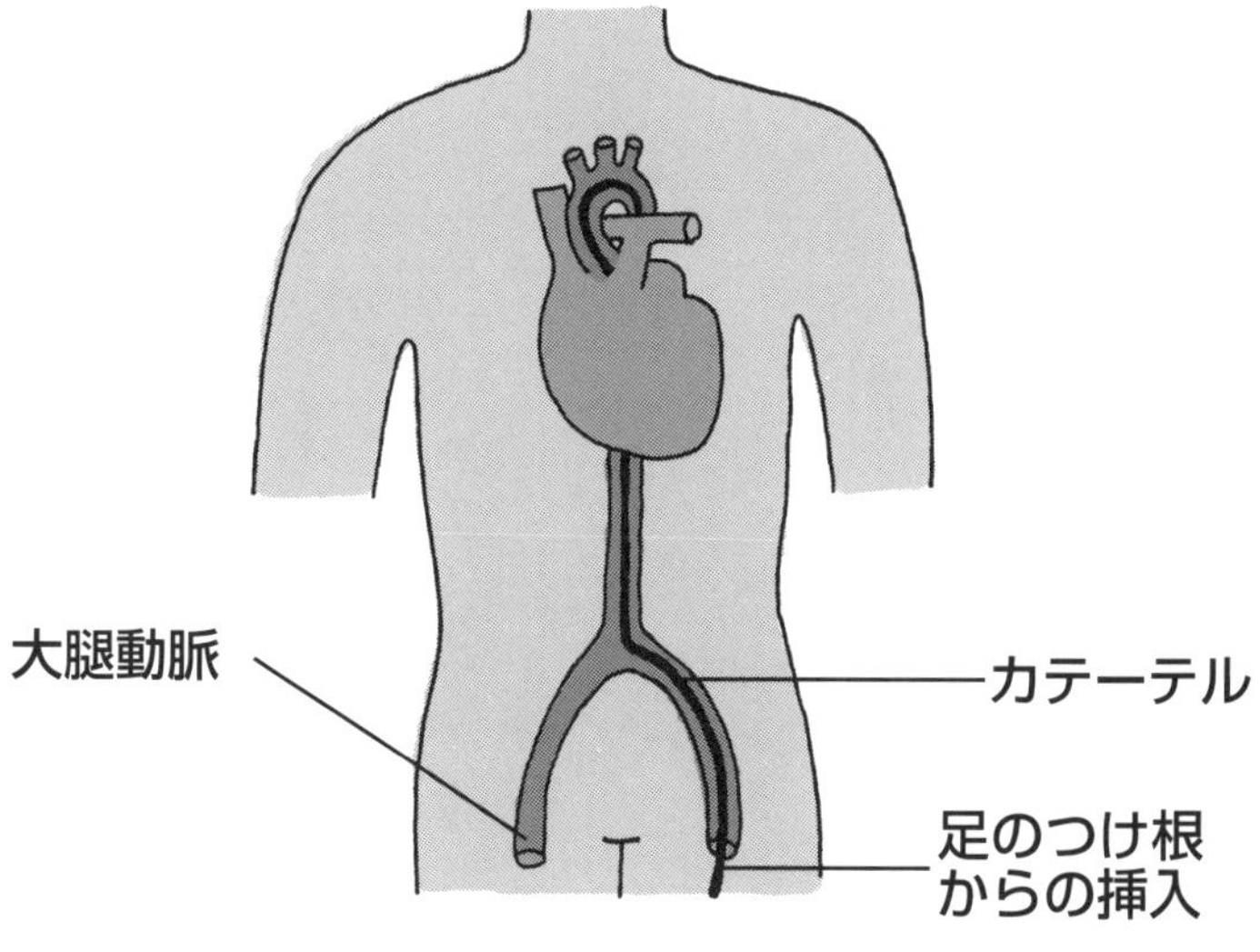

冠動脈造影カテーテル検査では、カテーテルを足のつけ根の血管から心臓を取り巻く冠動脈へ挿入する。カテーテルから造影剤を注入して冠動脈の状態をくわしく調べる。

Q 26 不整脈で行うCT検査はどんなものですか？

ＣＴ検査（コンピュータ断層撮影検査ともいう）は、エックス線を用いる画像診断法の一つで、コンピュータを利用して人体の断面像を撮影する検査です。

心臓は絶えず拍動しています。その1回の拍動の間に撮影することは困難でした。しかし、ＣＴ装置が著しく進歩し、超高速で撮影できるようになりました。今では、**心臓や心膜（心臓を包んでいる膜）、心臓に栄養を与える冠動脈、心臓とつながっている肺静脈などを観察できるようになっています。**

ＣＴ検査が必要となる例の一つに、心房細動《しんぼうさいどう》のカテーテルアブレーション治療があります（Ｑ１０１を参照）。この治療では肺静脈と左心房を熱により電気的に隔離し焼《しょう》灼《しゃく》（焼き切ること）します。そのさい、事前に肺静脈の形態がどうなっているかを調べるためにＣＴ検査が行われます。

また、狭心《きょうしん》症や心筋梗塞《こうそく》などの虚血性心疾患《しっかん》が基礎に存在する可能性がある場合は、冠動脈ＣＴ検査が実施されます。

不整脈で行うＣＴ検査

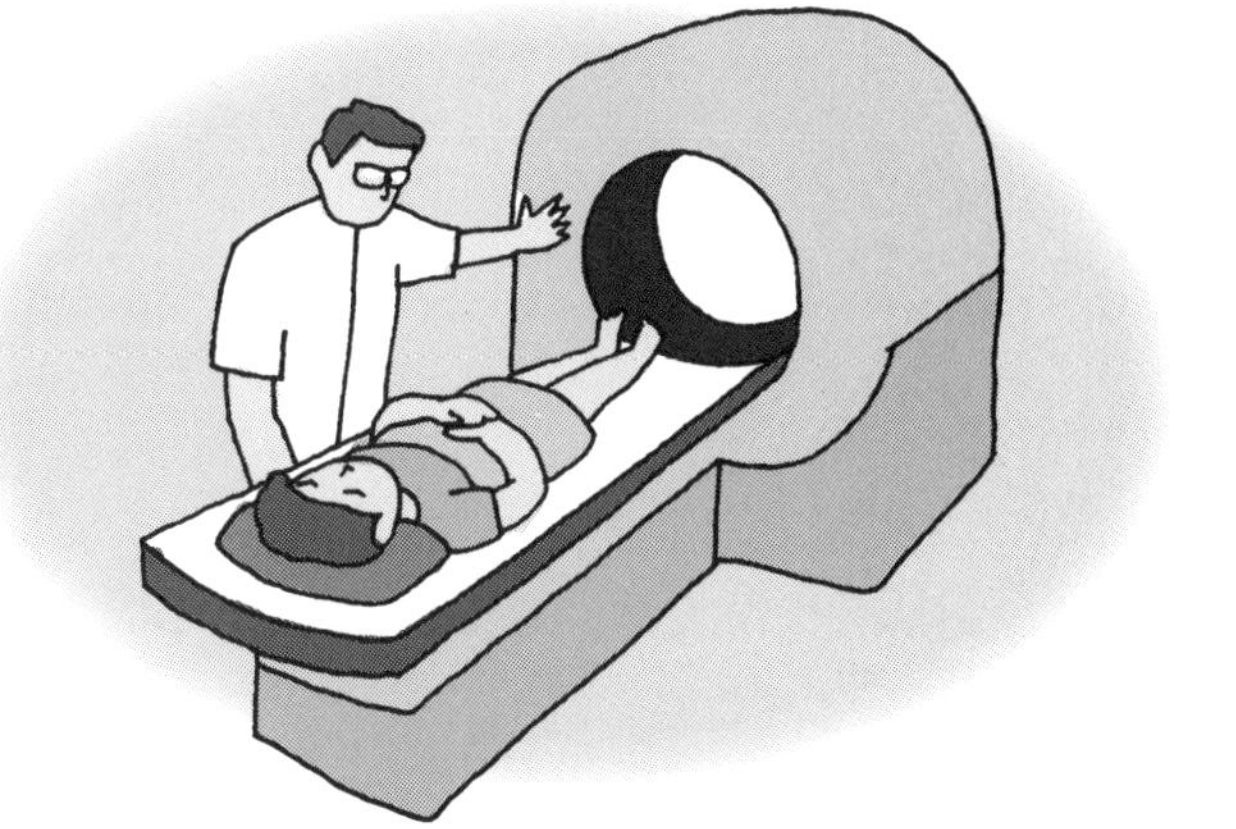

CT検査は、エックス線を用いた画像診断法の一つ。コンピュータを利用して人体の断面像を撮影する検査で、心臓や心膜、冠動脈、肺静脈などを観察できる。心房細動のカテーテルアブレーション治療を行う場合や虚血性心疾患を基礎疾患に持っている可能性がある場合にCT検査が実施される。CTスキャナー（検査機）に備えつけられているベッドにあおむけになると、ベッドごと大きな円筒形の穴の中にスライドする。痛みは全くない。

そのほか、左心室《しんしつ》で異常な電気信号が起こっている心室頻拍《ひんぱく》などで冠動脈との位置関係を把握するために冠動脈ＣＴ検査が必要になる場合もあります。

ＣＴ検査は大きな円筒形の穴の中に体を入れたのち、まわりからエックス線が照射されます。痛みを伴うことはなく、通常、日帰りで行われます。

なお、ヨード系造影剤を使用するためヨードアレルギーの有無については事前に申告が必要です。

（栗田康生）

Q27 携帯型心電計はどういう人に役立ちますか？

1日のうちに不整脈の発作が出れば24時間ホルター心電図でとらえることができますが、1週間あるいは数ヵ月に1回しか発作が出ないという場合には24時間ホルター心電図では記録できません。発作が短時間の場合も24時間ホルター心電図検査は向きません。

そうした人には、持ち運びの容易な心電計を携帯しておく方法があります。

この携帯型心電計の大きな特徴は、動悸《どうき》や胸痛などの発作が現れたときに心電図を記録できることです。具体的には発作が起こったとき、心電計を左胸下に当てたり、両手で握ったりします。

さまざまな携帯型心電計が一般家庭向けに市販されていますが、多くのものは携帯端末になっていて、そのままデータを送信できます。所定の伝送先（コールセンターなど）に送るとすぐに自動解析された心電図とコメントがメールで送られてきます。

ただし、失神が起こっている場合は自分自身で記録できません。失神が起こる人には植え込み型心電計（Q22を参照）のほうが適しています。

（栗田康生）

Q28 不整脈で血液検査を行う理由はなんですか？

血液検査とは、血液に含まれる成分を調べることで体の異常を検出する方法です。不整脈と関係のある血液中の成分の一つに脳性ナトリウム利尿ペプチド（ＢＮＰ）があります。ＢＮＰは心臓（主に心室《しんしつ》）から分泌《ぶんぴつ》されるホルモンで、心臓の機能が低下して心臓への負荷が増えたり、心筋（心臓の筋肉）の肥大が起こったりすると増加します。これらは心不全の症状であり、**心不全は頻脈性不整脈の原因となるので、血液検査を行ってＢＮＰ濃度を調べる**ことがあります。

バセドウ病などの甲状腺《せん》機能亢進症《こうしん》を持っていると発作性心房細動《しんぼうさいどう》などの頻脈性不整脈を生じやすくなります。逆に橋本病などの甲状腺機能低下症では徐脈傾向になりやすいことが知られています。**こうした甲状腺機能異常は血液検査で甲状腺ホルモンや甲状腺刺激ホルモンの量を測ることで調べられます。**

電解質の異常は各種の不整脈の発生の誘因になります。例えば低カリウム血症では頻脈性不整脈、逆に高カリウム血症では徐脈になります。**こうした電解質の量も血液検査で把握できます。**

（栗田康生）

Q29 不整脈と診断がついてすぐ治療が必要なのはどんな場合ですか？

不整脈と診断されたら必ず治療をしなくてはいけないわけではありません。期外収《きがい》縮のように健康な人にもよく見られる不整脈は、基本的に治療は不要です。

では、どういうときに治療が必要と判断するかというと、二つの視点から考えます。**危険度と症状の強さ**です。

危険度は、**放置すると生命を脅かしたり、重大な合併症を引き起こしたりするか**どうかが判断の基準になります。もしその可能性が高いならば、症状のあるなしにかかわらず、治療を始める必要があります。例えば、心房細動《しんぼうさいどう》では自覚症状を訴えない人が多くいます。だからといって放置していい不整脈ではありません。放置すると、やがて心不全や脳梗塞《こうそく》といった深刻な合併症を招く危険が高まります。

もちろん、**発作が頻回に出て、失神などの症状をくり返し、それが場合によっては生命に危険を及ぼす可能性が高い不整脈の場合は治療が必要です。**心室頻拍《しんしつひんぱく》、心房細動、心房頻拍、心房細動を伴うＷＰＷ症候群（Ｑ72を参照）、房室《ぼうしつ》ブロック（Ｑ79を参照）がその代表です。

また、生命には危険がないけれども、例えば症状が夜間に頻回に出て睡眠不足で日中つらい、発作がひどくて体を動かすのがつらいなど生活に支障をきたす場合は、生活の質（ＱＯＬ）の改善を目的として治療が行われることがあります。

逆にいえば、危険度が低く、生活に支障をきたしていない程度の症状であれば急いで治療を行う必要はありません。しばらくは経過を見て、症状がひどくなったときに改めて治療を行うかどうかを検討するといいでしょう。

自分の不整脈がどういうタイプなのかを理解し、医師とよく相談して治療方針を決めることが大切です。（栗田康生）

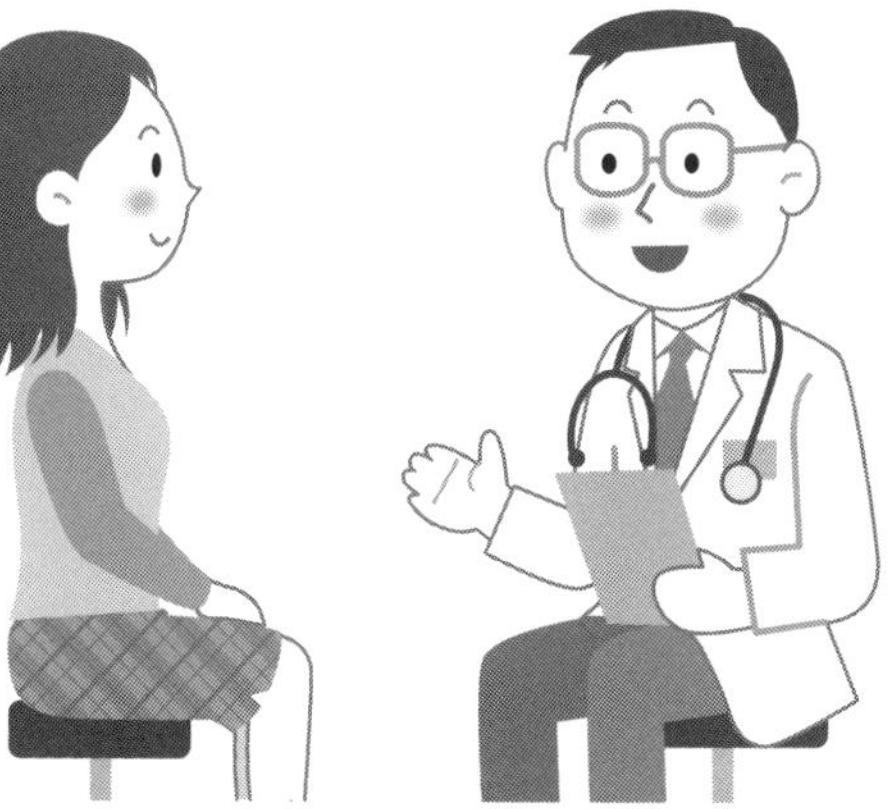

自分の不整脈のタイプを理解し、
治療方針は医師とよく相談をすることが大切。

Q30 不整脈の診断や治療の得意な医師の見分け方は?

すぐに抗不整脈薬を処方する医師が必ずしもいい医師とはかぎりません。抗不整脈薬は重篤な副作用が起こりやすい薬で、しかも高い効果もあまり期待できません。不整脈の専門医はそのことをよく知っているので、抗不整脈薬を処方するのに慎重なのです。抗不整脈薬を処方したほうがいいと診断した場合にも、薬を厳選し、少量から服用してもらうなど、患者さん一人ひとりに適した処方を考えます。

不整脈の治療ではカテーテルアブレーションやペースメーカの植え込み術など専門に分化しているので、それぞれの専門医を受診したほうがいいでしょう。**日本循環器学会では循環器専門医制度、日本不整脈心電学会では不整脈専門医制度を設けています。**さらに、日本不整脈心電学会では植え込み型除細動器（ＩＣＤ）／ペーシングによる心不全治療の研修を受講し修了時に行うテストに合格した医師に研修修了証を発行しています。

こうした資格が病医院のホームページの医師のプロフィールに掲載されていることが多いので、参考にしてください。

（栗田康生）

第3章

不整脈のタイプ①
期外収縮についての疑問 16

Q31 期外収縮とはそもそもどんな意味ですか？

期《き》外《がい》収縮は、その名が示すとおり、予想される"時期"の"外"に出る収縮という意味です。通常、心臓の拍動は洞結節《どうけっせつ》で発生した電気刺激が刺激伝導系の経路で心臓の各部に伝えられます（Q2を参照）。ところが期外収縮では、洞結節から電気刺激が出る前に、電気刺激を発生する能力（自動能という）を持たない心筋（心臓の筋肉）の部位で電気刺激が発生し、そのため心臓が正常より早いタイミングで収縮します。

なお、予想外の収縮の起こり方によって期外収縮は単発、連発、二段脈に大きく分けられます。

（山下武志）

期外収縮が起こったときの脈の感じ方

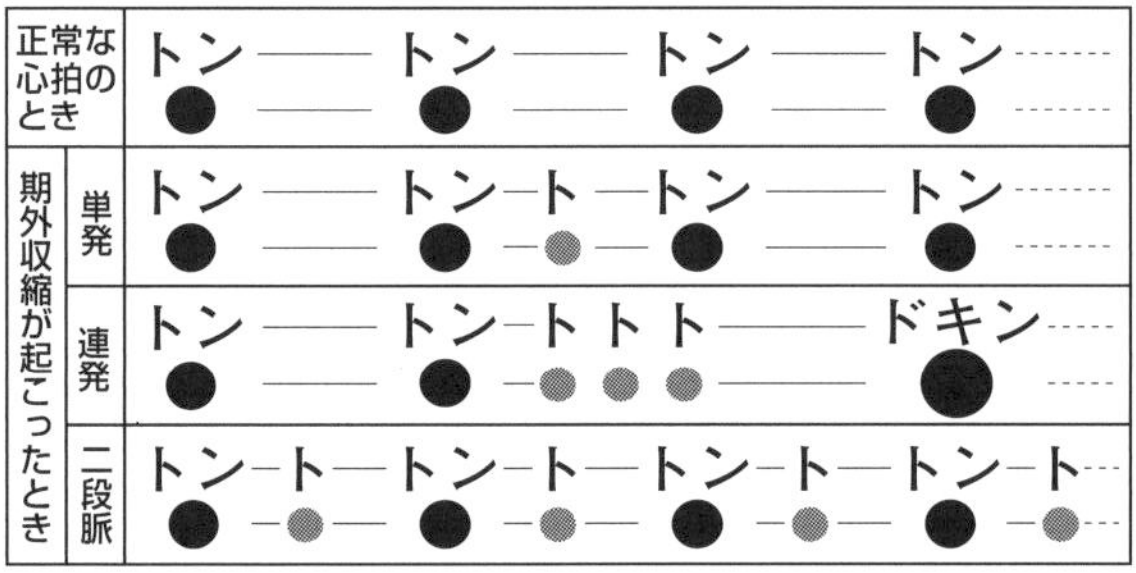

●：1心拍　●：期外収縮　正常心拍のリズムと期外収縮が起こったときのリズムを、黒い丸で1心拍を、グレーの丸で期外収縮を表している。
単発：期外収縮が１回だけ起こる。
連発：期外収縮が連続して起こり正常に戻る。
二段脈：正常の収縮と期外収縮が交互に起こる。

Q32 期外収縮は健康な人でも９割に見つかるそうですが原因は？

赤ちゃんには期外《きがい》収縮はほとんど現れません。年を重ねるにつれ、出現することが多くなり、20歳以上の人を24時間ホルター心電図（Q19を参照）で観察すると、期外収縮が1～2回現れる人が増えてきます。60歳以上になると、ほぼ全員に見つかります。年齢全体を平均すると9割の人に見つかることになります。

なぜ期外収縮が起こるのかははっきりとわかっていません。**ただ、年齢に伴って増えてくることから、加齢（老化）が背景にあることは確かです。**

例えば、赤ちゃんと20歳の若者、高齢者の皮膚ではそれぞれハリの具合が全く違います。高齢になればなるほどハリがなくなり、シワが増えてきます。期外収縮もそれと同じような加齢による現象といえます。

なぜ年を重ねるとハリがなくなりシワが増えてくるのかを明確に説明できません。同様に、なぜ加齢とともに期外収縮が増えてくるのかはまだ解明されていません。

（山下武志）

Q33 昨年の健康診断で期外収縮が散発といわれ今年は頻発といわれました。どう違う？

通常、健康診断（健診）で行われる検査は12誘導心電図検査です（Q19を参照）。これは、拍動時に心臓の中を伝わる微弱な電流を、体の表面に装着した電極で感知して記録するものです。この検査で記録されるのは15～30秒程度の極めて短い時間帯の情報です。その15～30秒間の心電図に期外《きがい》収縮が1個現れているのが散発、2個以上が頻発です。

散発から頻発になったと聞くと、心臓のポンプ機能が低下したのではないか、突然死の危険が出てきたのではないかと心配するかもしれませんが、全くの杞憂《きゆう》です。実際には、**散発と頻発は言葉から印象を受けるほどの違いはなく**、健診で心電図検査をしたときに、昨年はたまたま1個の期外収縮がとらえられた、今年はそれが2個以上だったという程度の差です。

睡眠不足の次の日は肌の状態がいつもより悪くなるように、期外収縮の数は体調によって大きく左右されます。ひょっとしたら今年の健診日は体調が悪かったのかもしれません。ちなみに、精神的ストレスや肉体的ストレス、アルコール、カフェインなどでも期外収縮が起こりやすくなります。

健診の胸部レントゲン検査や心電図でほかの病気が見つかっていなければ、頻発といわれても問題のない期外収縮です。安心してください。

（山下武志）

散発と頻発の期外収縮の心電図

健康診断（健診）で行われる12誘導心電図検査で記録されるのは15〜30秒程度の極めて短時間の情報。この15〜30秒間の心電図に期外収縮が１個現れていると散発、2個以上が頻発になる。検査を行ったときにたまたま期外収縮が1個現れる、あるいは2個以上現れるということはしばしば見受けられる。昨年の健診で散発といわれ、今年は頻発といわれたからといって心配するには及ばない。

散発の例

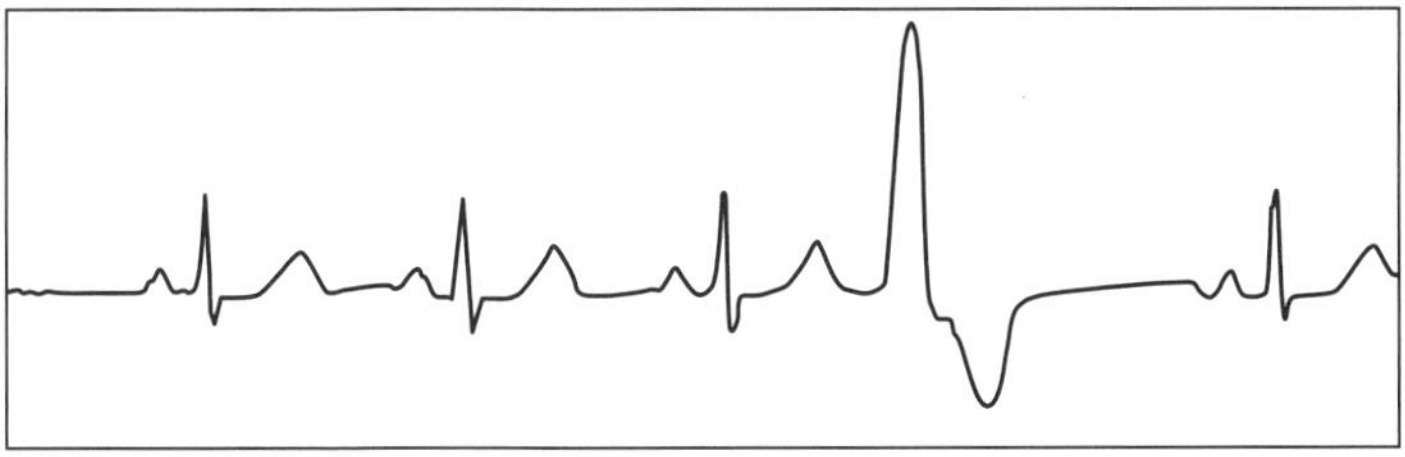

頻発の例

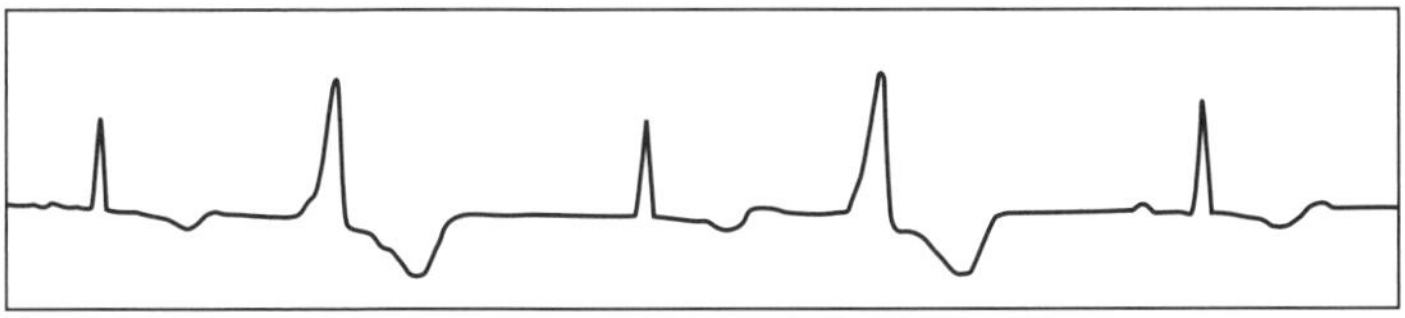

Q34 期外収縮の症状は人によって違いますか？

実は期外《きがい》収縮の症状は、現れない人のほうが圧倒的に多数です。60歳以上になるとほぼ全員に期外収縮が見られますが、自覚症状を訴える人は一部に限られます。

その症状ですが、人によって全く表現が異なります。「脈が抜けたような感じがする」という人もいれば、「胸がドキドキする」「息がウッとつまったような感じがする」という人もいます。実は、私も上室《じょうしつ》期外収縮（Q35を参照）というタイプの期外収縮を抱えています。私の場合は、突然、ゴルフボールが食道に入って出てきたような感じがします。

脈が抜けたような感じがするのは、本来のリズムより早く電気刺激が出て心臓が収縮して1回の拍動で十分に血液が送れないため、拍動で生じた圧力が弱く、脈として感じられないからです。もちろん、脈で感じられないだけであって、心臓は動いています。

また、本来のリズムより早く出現した電気刺激による弱い拍動の次の拍動では、通常よりも多くの血液がたまってから送り出されるので、胸がドキドキする感じがするのです。

息がウッとつまったような気がする、あるいは私のように突然、ゴルフボールが食道に入って出てきたような感じがするのにも理由があります。心臓の裏に気管と食道が走っています。心臓が不規則に動いたとき、すなわち期外収縮が起きたとき、心臓が気管と食道を押すからと考えられます。

症状は基本的に1回で完結しますが、期外収縮が2〜3秒の短時間でくり返す場合には、連続して続くように感じることもあります。

また、1日に何十回も自覚症状がある人もいれば、1日に数回という人、週に1回、あるいは半年に1回という人がいるなど、症状を感じる頻度も人によってさまざまです。

（山下武志）

期外収縮の主な症状

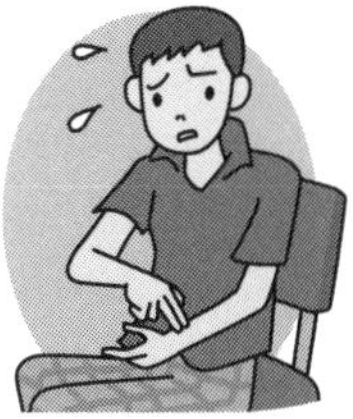

- 脈が抜ける
- 胸がドキドキした
- 突然、異物が食道に入ってきたような感じ
- ウッと息がつまった感じがした
- 心臓がバクバクした
- 一瞬胸が締めつけられた
- 胸がズキンと痛んだ
- ハッとした
- 胸騒ぎがした
- ふいにのどがつまった感じがした
- 心臓がドクンと飛び跳ねたような感じがした　など

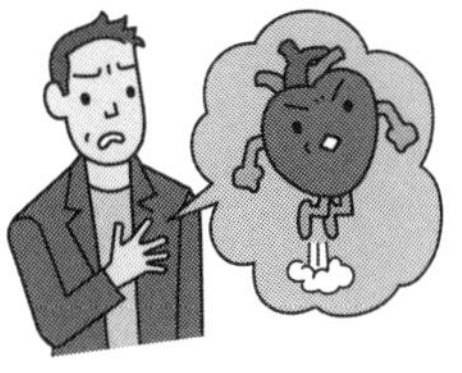

Q35 期外収縮にもタイプがあるそうですが何が違う?

期外《きがい》収縮は心房《しんぼう》でも心室《しんしつ》でも出現します。出現した場所に合わせて、それぞれ「上《じょう》室《しつ》期外収縮」「心室期外収縮」と呼びます。上室というのは心室の上という意味で、心房期外収縮ともいいますが、上室期外収縮との呼び方が一般的です。

それぞれの期外収縮をもう少しくわしく見ていきましょう。

健康な成人における24時間ホルター心電図検査で、上室期外収縮は93・7%に観察されたと報告されています。また、トレーニングされた陸上競技者でも、40%に上室期外収縮を認められたとされています。こうした結果から、成人ではほぼすべての人に上室期外収縮が現れると考えられます。

60歳以上の健康な人に24時間ホルター心電図検査を行い、15年後に再び同じ検査を行ったところ、全員が上室期外収縮の数が加齢とともに増加していました。つまり、上室期外収縮は老化現象なのです。

一方、心室期外収縮を持っている人の割合は上室期外収縮よりも少ないものの、健康な人の50%近くとの報告があります。また、上室期外収縮同様に、加齢とともに増加することがわかっており、心室期外収縮も老化現象といえます。

しかし、上室期外収縮と心室期外収縮では大きく違う点があります。上室期外収縮にはこういう病気があったら必ず現れるということはありません。それに対し、心室期外収縮の場合は、狭心症《きょうしんしょう》や心筋梗塞《こうそく》、心臓の筋肉が厚くなったり薄く引き伸ばされたりする心筋症、心臓の機能が低下して全身へ血液を送り出す役目を心臓が果たせなくなっている心不全など心臓の病気があると、ほぼ１００％出現します。私の診療経験では、心室期外収縮の人１００人中、２～３人は狭心症や心不全などを持っています。したがって、心室期外収縮と指摘されたら、ほかの心臓の病気が隠れていないか、あるいは増悪していないかを調べる必要があります。

また、心室期外収縮で失神やふらつきなどの症状を覚えるときは、心室頻拍《ひんぱく》や心室細動《さいどう》がまれに誘発されることがあります。

上室期外収縮、心室期外収縮の多くは、それ自体が生命に影響することはなく、基本的に治療の必要はありません。しかし、中には不安でしかたがないという患者さんがいます。その場合は、少量の抗不安薬を一時的に処方することがあります。もちろん、ほかの心臓病が見つかったり、増悪していたりする場合は、それらの治療を受けることが大切です。

（山下武志）

Q36 上室期外収縮と診断され発作が1日1000回ほどあります。大丈夫ですか?

上室《じょうしつ》（心房《しんぼう》）期外《きがい》収縮とは心室《しんしつ》の上、つまり心房《しんぼう》で発生した異常な電気刺激による期外収縮をいいます。その上室期外収縮の発作が1日1000回ほどあるということは、このQの質問者はおそらく24時間ホルター心電図検査を行ったのでしょう。

1日の拍動回数はおよそ10万回です。そのうちの1000回が上室期外収縮ということは、1日の拍動回数の1%という計算になります。**これくらいの割合で期外収縮が起こることはたいして珍しいことではありません。**誰にでも見られることであって、なんら問題はありません。安心してください。

ストレスや飲酒、睡眠不足などで上室期外収縮が引き起こされることがあります。ストレスが過剰になっていないか、飲みすぎていないか、寝不足が続いていないかなど日常生活を振り返ってみましょう。もし思い当たることがあったら、その改善に努めることが大切です。

今回の診断はそのきっかけになったととらえるといいでしょう。

（山下武志）

Q37 心室期外収縮といわれました。狭心症の持病がありますが大丈夫ですか？

心室期外《しんしつき》収縮《がい》とは、ポンプの役目をする心室で発生した異常な電気刺激による期外収縮です。血液を送り出す源である心室から不整脈が出ているのですから不安になるのは無理もありませんが、実際には、期外収縮の数に関係なく、心室期外収縮自体が、健康に悪影響を与えることはほとんどありません。ただし、持病の狭心症《きょうしん》が悪化したことで心室期外収縮が現れたり、その回数が増えたりすることはあります。ちなみに、狭心症にかぎらず、心筋梗塞《こうそく》や心筋症などの心臓の病気があると、ほぼ100％心室期外収縮が認められます。

したがって、心室期外収縮といわれたら、**狭心症の状態をもう一度よく診てもらうことをおすすめします**。狭心症が進行している場合には、治療の再考が必要になるかもしれません。もし、狭心症の状態が安定しているのであれば、今行っている狭心症の治療を続けてください。

いずれにせよ、心室期外収縮そのものの治療は不要です。

（山下武志）

Q38

心配ない期外収縮と主治医にいわれましたが、脈が抜ける症状が続き不安です。

「心配ない期外《きがい》収縮」とは、胸部レントゲン写真や心電図を診ても、期外収縮以外は全く正常ということです。この場合は、脈が抜ける症状がいくら続いても生命を危険に及ぼすことはほとんどありません。

そうはいっていても、不安になる気持ちはわかります。期外収縮を持つ私自身もそうでした。私の経験からいえることは、絶対に何も起きないという自信・確信を持つことができたときに、不安から解き放たれるということです。

期外収縮が現れる三大原因は睡眠不足、過労、精神的ストレスです。これらを取り除くことが期外収縮対策に有効です。

私は、期外収縮はライフスタイルのバロメーターと思っています。期外収縮が現れたときは、心身が期外収縮というサインを出して、心身を少しいたわりなさい、ゆっくりお休みしてはどうですか、と自分に呼びかけているととらえてはいかがでしょう。

（山下武志）

Q 39 心配ない期外収縮といわれて、突然、心筋梗塞を起こすこともありますか？

心配ない期外《きがい》収縮とは心筋梗塞《こうそく》や狭心《きょうしん》症などの心臓病はないという意味です。では、心配ない期外収縮の人が将来、心筋梗塞を起こすことはあるかというと、その可能性は非常に低いといえます。24時間ホルター心電図で記録された冠動脈疾患《しっかん》のない心室期外収縮の患者さんと、冠動脈疾患を持つ患者さんの10年間の生存率を比較した研究があります。それによると、冠動脈疾患のない心室期外収縮の人の生存率は極めて高いと報告されています。

なお、心筋梗塞になりかけている人が、そのサインとして期外収縮が起こることがあります。その場合は、期外収縮の有無にかかわらず、心筋梗塞を起こす可能性が高くなります。

（山下武志）

心室期外収縮を有する患者と冠動脈疾患患者の生命予後

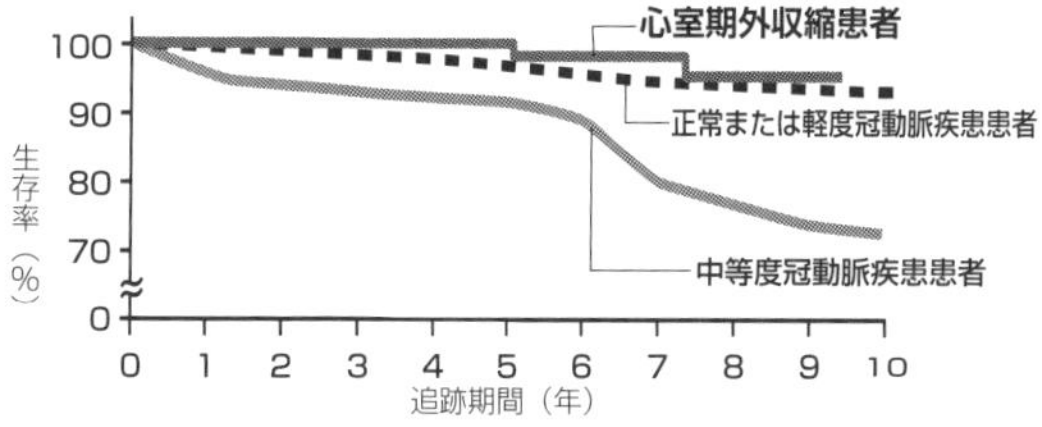

出典：Kennedy HL,et al. Long-term follow-up pf asymptomatic healthy subjects with frequent and complex ventricular ectopy. N Engl J Med 1985;312: 193-197 を改変

Q 40

心配ない期外収縮といわれましたが親が心臓病です。大丈夫ですか？

親が心臓病だと、その子供は親の体質を受け継ぐので、どうしても心臓病を発症しやすくなります。心臓病が期外《きがい》収縮を引き起こすことがあるので、心臓病の親を持つ人が期外収縮といわれた場合は、心臓超音波検査や運動負荷心電図検査などを受けて（Q19を参照）、心臓病がないかを調べてください。それで心臓病が見つかったら、その治療をしてください。せっかく期外収縮が心臓病を患っていることを教えてくれたのですから、無駄にしてはいけません。

このQの質問者は、そうした検査を受けて心臓病を発症していない、だから心配ない期外収縮と診断されたと思われます。ですから、**心臓病も期外収縮も現状は心配いりません。**

ただし、冒頭で述べたように、心臓病を発症しやすい体質を受け継いでいることは間違いないので、定期的に心臓病の検査を受けることをおすすめします。また、心臓に過剰な負担をかけるような生活習慣はさけることが大切です。

（山下武志）

Q41 昔から心肥大です。期外収縮でも大丈夫ですか？

心肥大《しんぴだい》とは心臓の筋肉の壁が厚くなっている状態をいいます。心肥大の原因はさまざまですが、最も頻度が高いのは高血圧です。そのほか、遺伝子異常や不明の原因で起こる肥大型心筋症、アミロイドという異常なたんぱく質が心臓に蓄積して心臓の機能が障害される心アミロイドーシスなどがあります。

心肥大が直接、死に結びつくことはまれですが、心肥大の原因疾患《しっかん》によっては生命を脅かすことがあります。

心肥大の半分以上の人には、期外《きがい》収縮が見られ、肥大そのものが期外収縮の下地になりやすいとされています。その意味で、心肥大と期外収縮は合併しやすいのですが、合併すること自体では特に心配はありません。

重要なことは、期外収縮でも大丈夫かではなく、その心肥大の原因を明らかにし、今後どうなるかを知ることです。そして、原因に応じた治療を受けることが大切です。

（山下武志）

Q42 高血圧の持病がありますが期外収縮でも大丈夫ですか？

高血圧の状態が続くと、脳卒中や心筋梗塞《こうそく》などを引き起こす危険があります。ですから、血圧をコントロールすることが将来の健康にとって重要になります。

高血圧の持病があって期《き》外《がい》収縮が見つかったのであれば、その期外収縮は高血圧が悪化しているサインかもしれません。血圧の管理はきちんとできていますか。また、狭心《きょうしん》症や心肥《しんひ》大《だい》などが起こっていませんか。高血圧が悪化していないか、なんらかの心臓病が発症していないか、くわしい検査を受けることをおすすめします。

なお、期外収縮そのものが高血圧を悪化させたり、生命を脅したりすることはありません。（山下武志）

期外収縮を誘因する高血圧の管理をすることが大切。それには毎日、決まった時間に血圧を測定することが欠かせない。

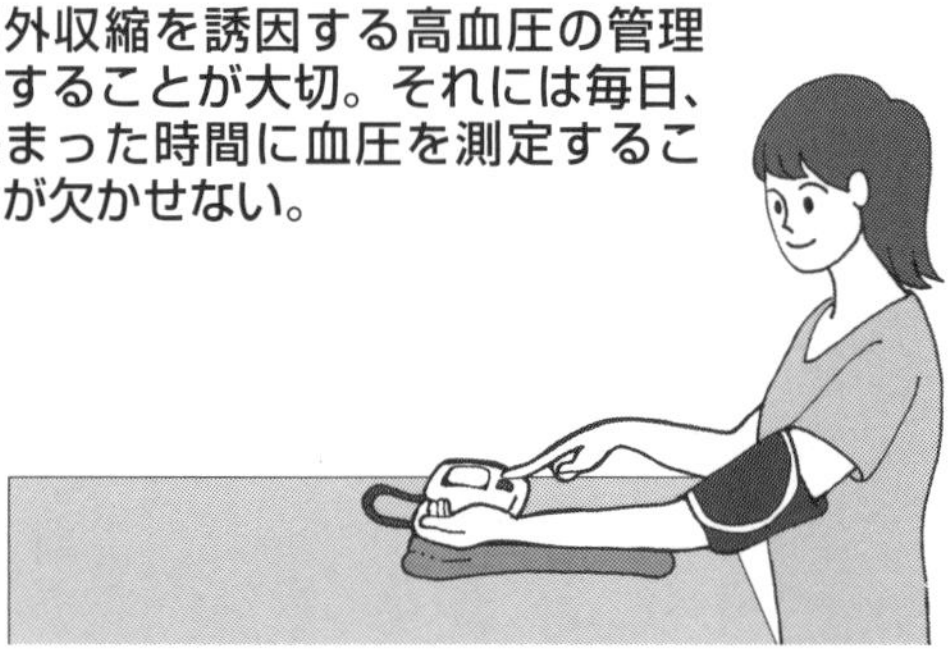

Q43 持病がなければ期外収縮は定期的な検査を受けなくていい？

持病がなければその期外《きがい》収縮は問題ありません。将来、生命に影響することはなく、**期外収縮の定期的な検査を受ける必要は基本的にありません。**

ただ、中には、不安を解消するために定期的に検査を受けにくる患者さんがいます。私の患者さんで、検査をして問題のない期外収縮で定期的な検査も不要と説明したにもかかわらず、1年に1度受診する人がいます。その患者さんがいうには、1年に1度、私から「大丈夫です、問題ありません」という言葉をかけてもらわないと安心できないから受診するそうです。

また、脈が飛ぶ症状がときどき出はじめたと数年後に再び検査を受けにくる期外収縮の患者さんもいます。こうした場合は、不安を解消し、大丈夫であることを納得してもらうために再度、検査を行うことがあります。ただし、その検査は健康診断などで行われる12誘導心電図検査だけで、24時間ホルター心電図検査や運動負荷心電図検査などを実施することは通常ありません。

（山下武志）

Q 44

喫煙、飲酒以外に期外収縮の原因になることは？

心臓は自律神経（自分の意志と無関係に内臓や血管の働きを支配する神経）によってコントロールされています。二つの自律神経のうち交感神経が優位になると期外《きがい》収縮が起こりやすくなります。例えば**睡眠不足や精神的なストレス、過労、カフェインのとりすぎなど**は交感神経を優位にするため、期外収縮の引き金になります。また、**貧血や脱水で体内の電解質のバランスがくずれると期外収縮が起こりやすくなります。**特に心筋（心臓の筋肉）が正常に働くために欠かせないカリウムが減ると期外収縮を招きます。

病気が誘因となることもあります。高血圧や心筋梗塞《こうそく》、狭心症《きょうしんしょう》、心臓の筋肉が厚くなったり薄く引き伸ばされたりする心筋症、心臓にある弁の開閉がうまくいかない弁膜症、心肥大《しんひだい》といった心臓病などがあげられます。

睡眠不足やストレス、過労などの最中には期外収縮は起こらず、通常、翌日あるいは翌々日になって現れます。期外収縮が起こったときは、ここ数日の生活を振り返り、健康な生活に正すことが大切です。

（山下武志）

Q45 期外収縮の発作が続きつらい。薬でよくなる？

期外《きがい》収縮に対し、抗不整脈薬をすぐに処方していた時代がありました。しかし、抗不整脈薬はほかの薬に比べ副作用が多く、服用しても期外収縮のつらさが完全に消えるわけではありません。つらさが多少軽減されるという程度の効き方です。

そもそも期外収縮は生命に影響を及ぼさない不整脈です。また、生活習慣を改善するだけで期外収縮の発作が出なくなることもあります。

そうした良性の不整脈に対し、副作用の多い抗不整脈薬を処方するのはメリットが大きいとはいえません。そのため現在は極力、抗不整脈薬を処方しない方向になっています。

それでも発作がつらくてしかたがないという患者さんには、副作用の少ない抗不整脈薬を選んで処方することがあります。その場合も、症状がつらいときだけ飲むようにし、つらさが治まったら服用を止めるようにしてもらっています。

副作用が少ない抗不整脈薬であっても、長期の服用は副作用の危険が出てくるので絶対にさけてください。

（山下武志）

Q46 薬を飲んでも期外収縮の脈飛びの症状がよくなりません。ほかに治療法は?

脈飛びの症状がつらい人の場合の期外《きがい》収縮の頻度は、一般的に1日100回程度です。健康な人の拍動は1日約10万回で、そのうちの100回ですから非常に少ないといえます。しかし、神経質な人は、わずかな回数の脈飛びでも気になりやすいものです。そういう人は抗不整脈薬より、精神安定剤（抗不安薬）のほうが適しています。

それでもなおつらいという人で、心室《しんしつ》期外収縮の場合、カテーテルアブレーションという治療法を検討することもあります（Q101を参照）。カテーテルアブレーションの治療対象となるのは主に心室期外収縮の数が非常に多く、一日2万〜3万回生じるような場合です。このような人の主な症状は脈飛びではなく、運動時のめまいであることのほうが多いでしょう。

このQの質問者の場合は、脈飛びの症状なので、もうしばらくようすを見て、心室期外収縮が2万〜3万回以上出現しつづけていることを確認してから、カテーテルアブレーションを行うかどうかを決めても遅くはないと思います。

（山下武志）

第4章

不整脈のタイプ②
頻脈性不整脈についての疑問 27

Q47

頻脈性不整脈の一種、心房細動といわれました。どんな不整脈？

正常な状態の心臓は1分間に60〜90回程度の拍動速度で血液を押し出しています。1分間に100回を超える速度で血液を押し出す状態を頻脈性不整脈といいます。

心臓が血液を押し出すさい、まず心房《しんぼう》が収縮して血液を心室《しんしつ》に流し込み、続いて心室が収縮することで全身に血液を送ります。つまり心房→心室の順番で収縮します。

心房細動《さいどう》とは、心房内のあちこちで電気的興奮が発生し、各所で電気刺激が回るため、心房が1分間に約400〜600回のすさまじい速度で興奮して細かく震えているけいれん状態をいいます。あまりにも細かく震えるため、心房は収縮することができず、停止状態になります。

心房の震えがすべて心室に伝わると心臓が止まる危険があります。それをさけるため、房室結節《ぼうしつけっせつ》がコントロールして心房の興奮の一部のみを心室に伝えます。そのため、心室は60〜150回程度の不規則な収縮をすることになります。これが心房細動の正体です。

心房細動は発作の持続のしかたによって「発作性心房細動」「持続性心房細動」「慢性（長期持続性）心房細動」の三つに大きく分けられます。発作性心房細動は発症から７日以内に自然に治まるタイプ、持続性心房細動は１週間以上発作が続くタイプで治療により正常なリズムに戻せます。慢性心房細動は発作が１年以上続くタイプで、どんな治療を行っても正常なリズムに戻りません。

心房細動は、高齢になるほど増えてきます。近年、平均寿命が高くなって高齢化が進み、心房細動の患者さんがますます増加すると推測されています。（山根禎一）

心房細動の心電図例

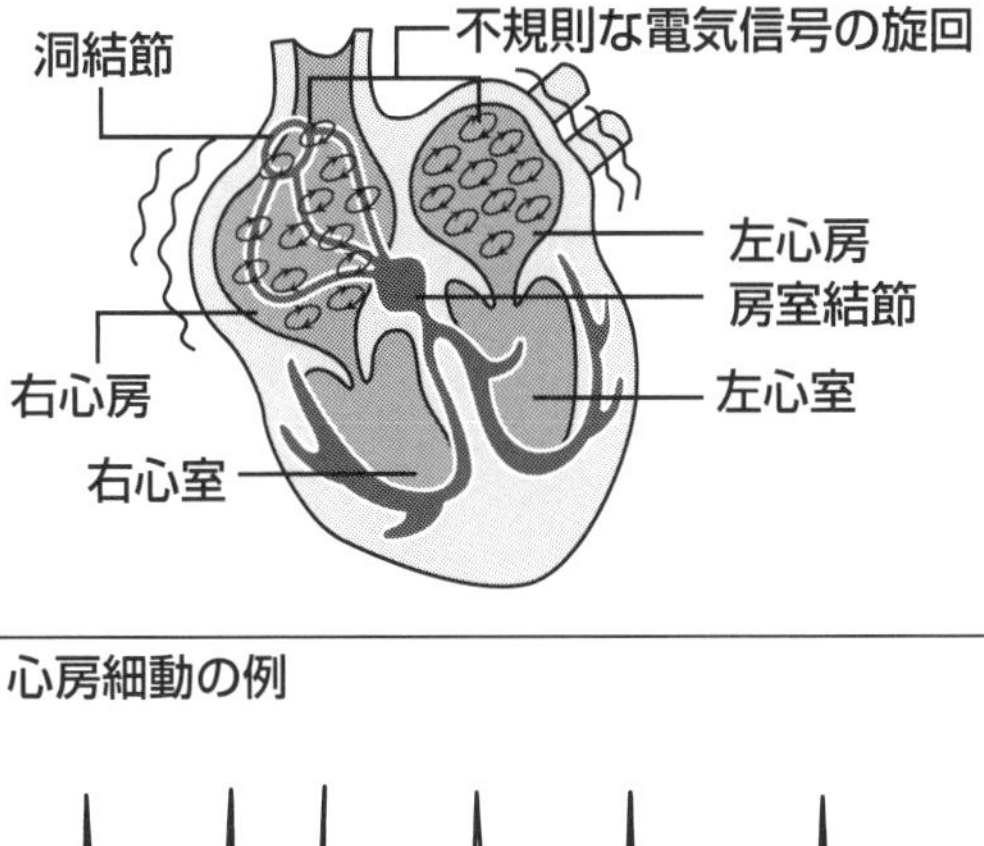

心房細動とは、心房内のあちこちで電気的興奮が回り、心房が１分間に約400〜600回のすさまじい速度で細かく震えているけいれん状態をいう。

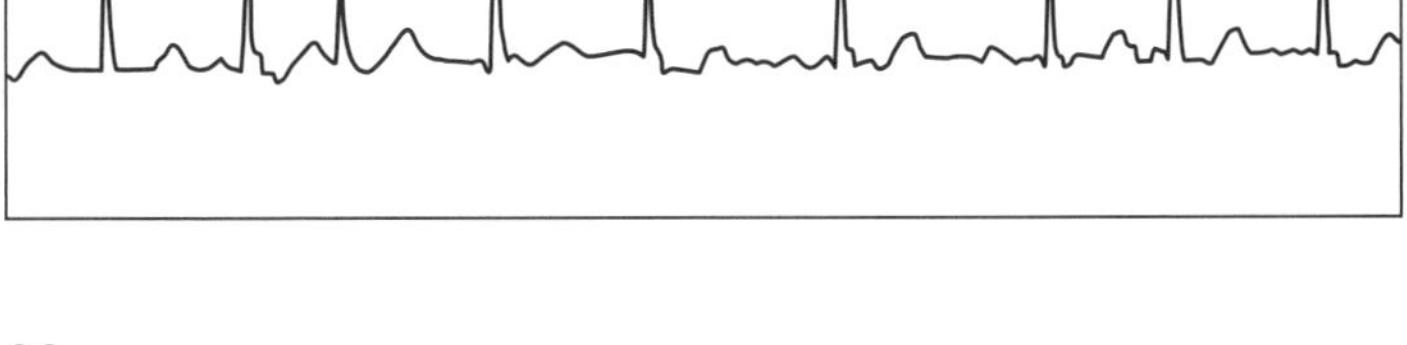

Q48 心房細動は危険な不整脈と聞きました。なぜ危険ですか？

心房細動《しんぼうさいどう》はそれ自体では危険な不整脈ではなく、通常は良性不整脈に分類されます。良性不整脈とは、この不整脈が出たからといって命にかかわることはないという意味です。しかし、心房細動の状態になると、心房の中の血流が悪くなり、血栓《けっせん》（血液の塊）を生じる可能性があります。この血栓が心臓外へと流れていくと脳梗塞《こうそく》などの血栓症を生じることになります。これを心原性脳塞栓症といいます。

脳梗塞は脳の血管が閉塞する病気で、手足の運動障害、半身不随、言語障害などさまざまな後遺症が残ることがあり、重症の場合には死に至ることも少なくありません。このような心原性脳塞栓症の原因の約3分の2が心房細動による血栓とされていることを考えると、心房細動は危険な不整脈というイメージになるかもしれません。

しかし、心房細動の患者さんであっても、血栓症を予防する薬（抗凝固薬）を内服することで血栓形成はほとんど抑えられるので（Q84を参照）、危険な不整脈とむやみに恐れなくていいでしょう。

（山根禎一）

心房細動が原因の脳梗塞

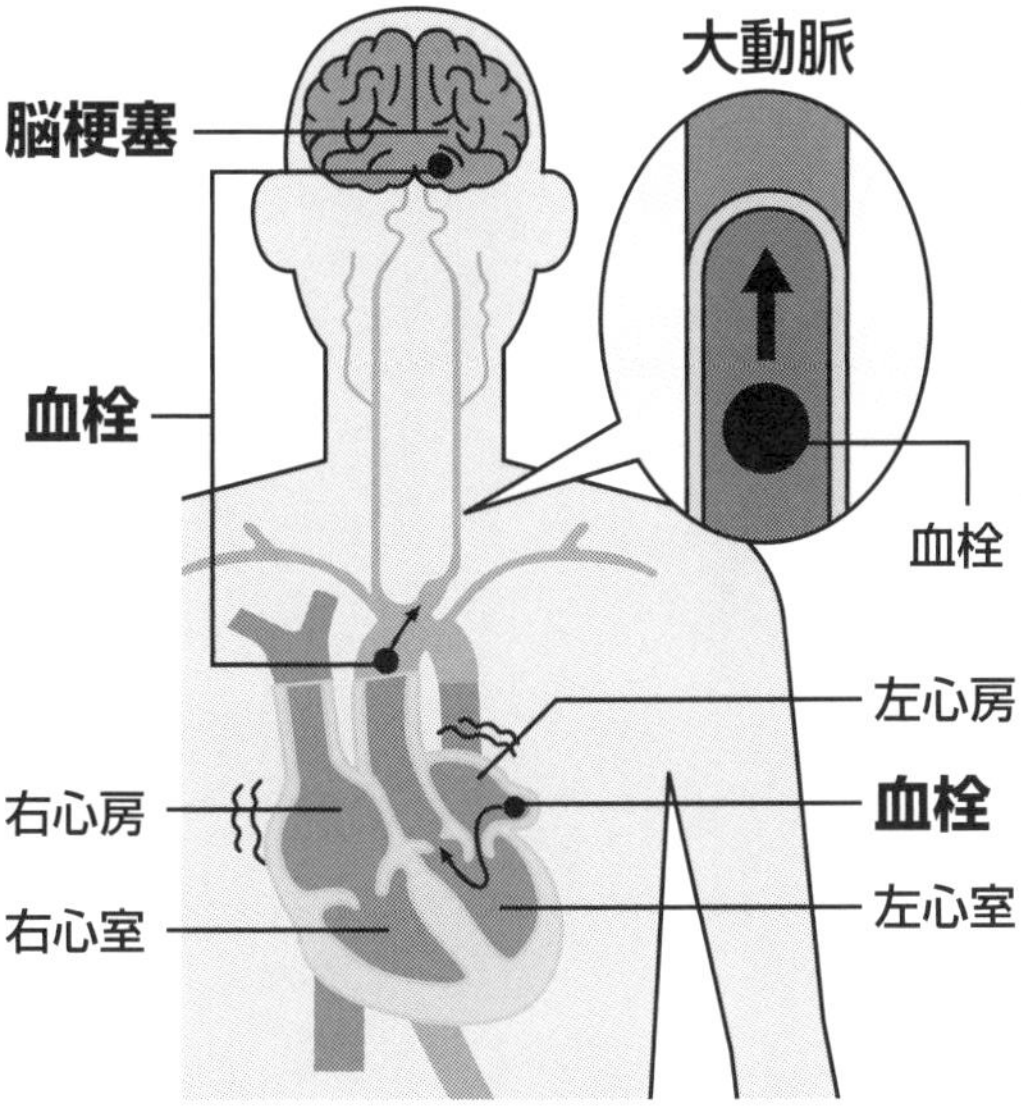

心房細動になると血液がよどみ、大きな血栓ができやすくなる。その血栓がはがれ頸動脈（首の動脈）を通って脳血管をつまらせると、死亡率が高い脳梗塞の１種である「心原性脳塞栓症」を引き起こす。

心原性脳塞栓症の原因

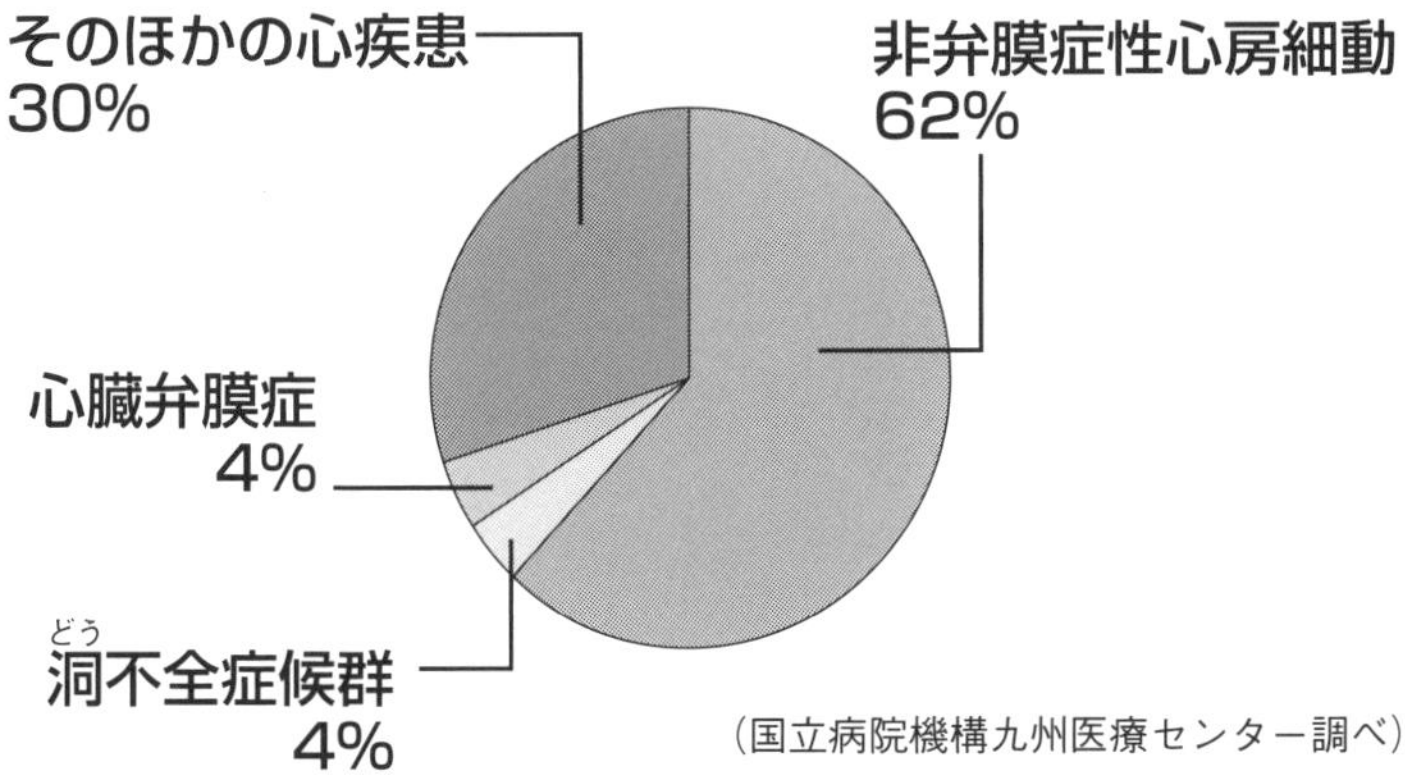

（国立病院機構九州医療センター調べ）

Q49 心房細動に特有の症状はありますか？

心房細動《しんぼうさいどう》の症状はそれぞれの患者さんによって大きく異なっていて、全く症状が出ない人から、激烈な症状を訴える人までさまざまです。

心房細動に特有の症状はありませんが、頻脈性不整脈の症状として動悸《どうき》や息切れ、胸苦しさなどを訴える人が多くいます。また、心房細動が発生すると尿意を催すと訴える人もときどき見られます。

症状のない人は自分では全く異常を察知できませんが、健康診断などで12誘導心電図検査を行ったさいに心房細動と診断されるケースが比較的多い印象があります。

症状の強弱と心房細動の進行度には関係がありませんが、心房細動が進行して持続性あるいは慢性化すると、逆に症状が軽減する患者さんが多いです。つまり、悪くなるとらくになるということです。おそらく心房細動の状態に体が慣れてしまうからでしょう。

（山根禎一）

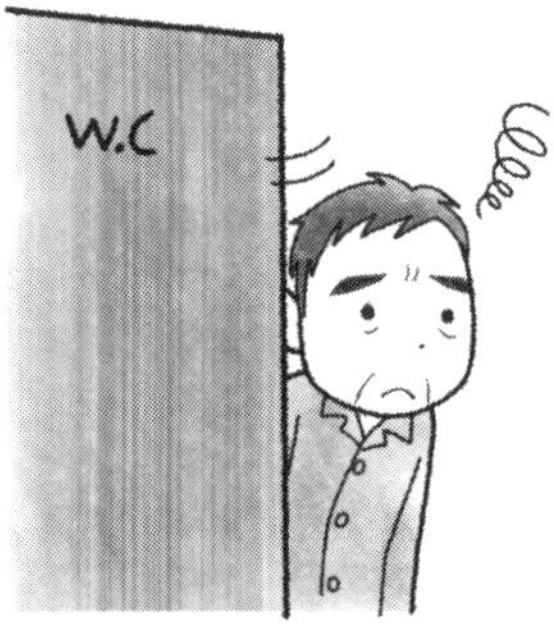

心房細動が発生すると
尿意を催す人もいる。

Q50 同じ心房細動でも危険なものとそうでないものがありますか？

心房細動《しんぼうさいどう》自体は危険な不整脈ではありません。しかし、患者さんの体の状態によっては危険を生じることがありえます。いくつかの場合をあげてみましょう。

●心臓内に血栓《けっせん》（血液の塊）を生じやすい人

心房細動になったからといって全員が血栓を生じるわけではありません。血栓を作りやすいのは、心機能が悪い人（Cで表わします）、高血圧のある人（H）、高齢（75歳以上）の人（A）、糖尿病の人（D）、脳卒中や一過性脳虚血発作の既往のある人（S）というような人です。これらを総合して「CHADS₂《チャズツー》スコア」（次ジペーを参照）で表現する方法がよく使われます。C、H、A、Dがある人はそれぞれ1点とし、Sがある人は2点として、全部当てはまる人は6点になります。スコアの点数が上昇するにしたがって血栓症を生じるリスクが上昇し、1点以上の人は抗凝固治療を行うことが推奨されています。また、それ以外にも年齢が65歳以上や心筋症のある場合、持続性以上に進行した心房細動、腎《じん》機能障害などのある場合には抗凝固治療を行うことが考慮可であるとされています。同じように心房細動が生じたとしても、CHADS$_2$スコアがゼロ点の人と6点の人では脳梗塞《こうそく》などを生じるリスクが大きく異なり、危険な心房細動になります。

●心機能の悪い人に心房細動が生じた場合

心房細動が生じると心房が停止状態になり、心機能は全体の25％程度低下するといわれています。心機能が正常な場合には25％心機能が落ちてもポンプとしての心臓の働きには大きな影響はありません。しかし、心筋梗塞や心筋症などでもとの心機能が低下している人に心房細動が生じてさらに25％低下すると、心臓はポンプとしての機能を十分に果たすことができなくなり、心不全を生じることがあります。

●WPW症候群の人に心房細動が合併した場合

非常に特殊なケースですが、副伝導路を有しているWPW症候群の人（Q72を参照）に心房細動が生じると、心房内の高頻度の興奮が2本の伝導路を介して心室《しんしつ》に伝導するため、心室興奮回数が200回以上となり、危険な心室細動へと至ることがありえます。ただし、これは非常にまれであって、一般の人にはまず起こりません。（山根禎一）

CHADS$_2$スコア

C	心機能が悪い	1点
H	高血圧である	1点
A	年齢が75歳以上	1点
D	糖尿病	1点
S	脳卒中、一過性脳虚血発作の既往	2点

・合計点数が高いほど血栓症を生じるリスクが高くなる。
・2点以上の場合は抗凝固治療を行う必要がある。

（Gage BF et al.: JAMA 2001; 285: 2864-2870.より改変）

Q 51 心房細動になりやすい人やタイプはありますか？原因は？

心房細動《しんぼうさいどう》の大きな原因は、加齢です。心房細動は年齢とともに発症が飛躍的に増加する疾患《しっかん》で、70歳以上では人口の1割程度が罹患《りかん》するといわれています。ですから**高齢者が心房細動になりやすいことは間違いありません。**

次に関与が指摘されているのが生活習慣病です。肥満や高血圧、糖尿病などの**生活習慣病は心房細動を生じやすくします。**最近では睡眠時無呼吸症候群も心房細動の発症と関係していることが指摘されています。

もう一つ、**遺伝的な要因**の関与も指摘されています。肥満や高血圧を含めて親の体質を引き継ぐという意味では、両親に心房細動の人がいる場合には本人にも発症するリスクがやや高いと考えられます。

また、明確な遺伝形式が明らかになっているわけではありませんが、家族性に生じる心房細動の家系があり、その場合にはやや若年でも心房細動を生じることが多い印象です。

（山根禎一）

Q 52 心房細動はどんな検査で診断するのですか？

心房細動《しんぼうさいどう》は、心電図で心房細動を記録することで診断され、それ以外の方法では診断できません。心電図には次のような種類があります。

❶**12誘導心電図**（Q19を参照）：動悸《どうき》のために医療機関を受診して12誘導心電図を記録して心房細動が診断される場合や、無症状で健康診断の心電図にて心房細動と診断される場合などがあります。心電図を記録するさいに心房細動が出現していなければ、診断ができません。

❷**24時間ホルター心電図**（Q19を参照）：動悸などの自覚症状がときどき出現するけれども、12誘導心電図では異常が見つからないような場合にしばしば行われます。この方法で隠れていた不整脈などが見つかることが多いですが、一方で頻度の少ない不整脈などの場合には異常が見つからない場合も少なくありません。

❸**携帯型心電計**（Q27を参照）：デジタルカメラ程度の大きさの機器で、自分で購入して携帯し、好きなときに心電図を記録するものです。いつ起こるかわからず、まれにしか生じないタイプの不整脈を記録するために威力を発揮します。（山根禎一）

Q53 心房細動を放置するとどんな進行をしますか？

心房細動《しんぼうさいどう》は進行性の病気で、発作性→持続性→慢性（長期持続性）へと進行していきます。

発作性心房細動とはときどき生じる心房細動が自然に停止する状態です。心房細動が1週間以上にわたって持続してしまう場合や自然に停止せずに除細動（薬物や電気的）を必要とする場合を持続性心房細動と呼びます。さらに進行して心房細動の状態で1年以上持続する場合を慢性（長期持続性）心房細動と呼びます。

心房細動の進行状態は症状とは全く関係なく、どちらかというと進行の軽い発作性の時期のほうが症状は強く、慢性へと進行していくにしたがって症状の軽くなる人が多い傾向にあります。

心房細動が進行しても、基本的に良性疾患《しっかん》であることは変わりなく、命にかかわるようなことは通常ありません。しかし、進行するとともに心房細動は治りにくくなり、もとの正常な脈に戻ることは難しくなっていきます。心房細動を根治することをめざすのであれば、できるだけ早期段階で治療を行うことが大切です。

（山根禎一）

Q 54 心房細動と診断されたら何に注意すればいいですか？

これは難しい質問です。心房細動《しんぼうさいどう》と診断されたら食事や飲酒などの生活習慣に注意することは当たり前ですが、それですむ問題ではありません。心房細動の治療は非常に速いスピードで進歩しており、心房細動の根治をめざすのか、それともうまくつきあっていくのかという治療方針によって治療内容は大きく異なります。

ですから、「心房細動と診断されたら何に注意すればいい？」という質問に対する回答としては、**「まず、不整脈治療の専門家の診察をきちんと受けること」**ということになります。

専門医とよく話をしたうえで治療方針を決定し、注意点などについても説明を受けることが重要です。（山根禎一）

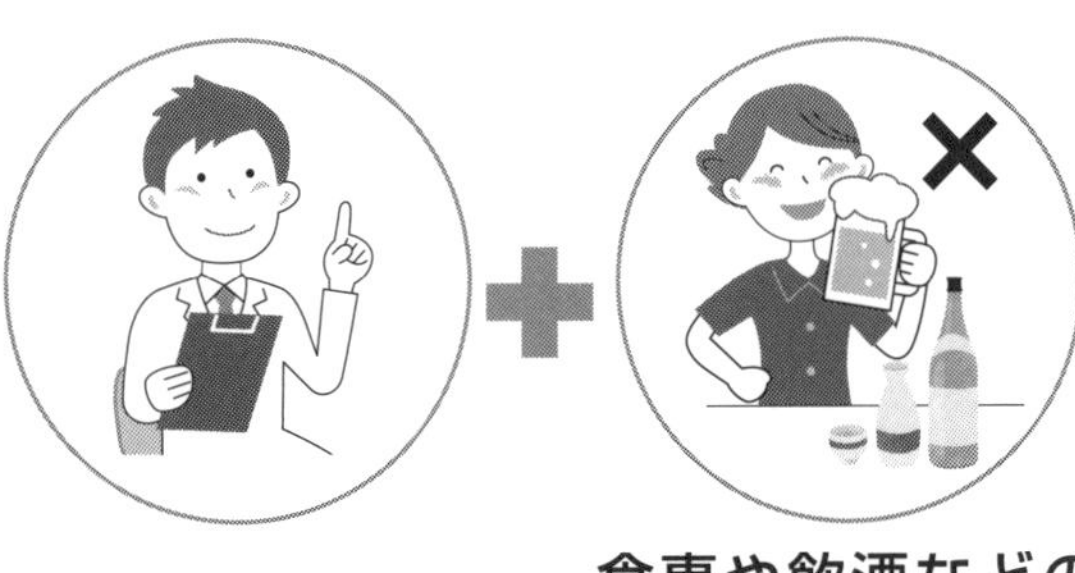

食事や飲酒などの生活習慣に注意

専門医を受診

Q55 心房細動の治療方針はどうやって決まりますか？

現在、心房細動《しんぼうさいどう》の治療方針は、根治をめざして手術（主にカテーテルアブレーション手術、一部外科手術）を行うか、それとも薬物治療を行って心房細動とうまくつきあっていくかの二つに大別されます。

手術が適するかどうかは、「年齢が比較的若い」「症状が強い」「進行が比較的軽い」の三つの要素から考えます。

例えば、40歳で症状が強い発作性心房細動の人を想定してみましょう。このままではこの先何十年にもわたって心房細動とつきあっていかなくてはならず、症状が強くて困っており、発作性心房細動でカテーテル手術で根治できる可能性が高いのですから、手術の適応が高いことは明らかです。

逆に、80歳で症状がほとんどなくて、慢性心房細動の高齢者を想定してみてください。症状がなくて困っておらず、すでに高齢であって心房細動とこのままつきあっていくのも悪い選択ではありません。そしてすでに慢性心房細動へと進行していますから、カテーテル手術の成功率は高くありません。このようなケースでは手術を選択せずに薬物治療を継続することが適しています。

　このように年齢、症状、進行度の3要素をもとに治療方針を決めることが通常多いのですが、もちろんここに、**"患者さんの希望"**という要素も加わります。いい適応であっても本人が手術を希望しない場合もあるし、適応が低いにもかかわらず本人の手術への希望が強い場合もあります。

　このように患者さんの状況は一人ずつ大きく異なるので、主治医とよく相談のうえで治療方針を決めることが重要です。

（山根禎一）

心房細動の治療方針の決め方

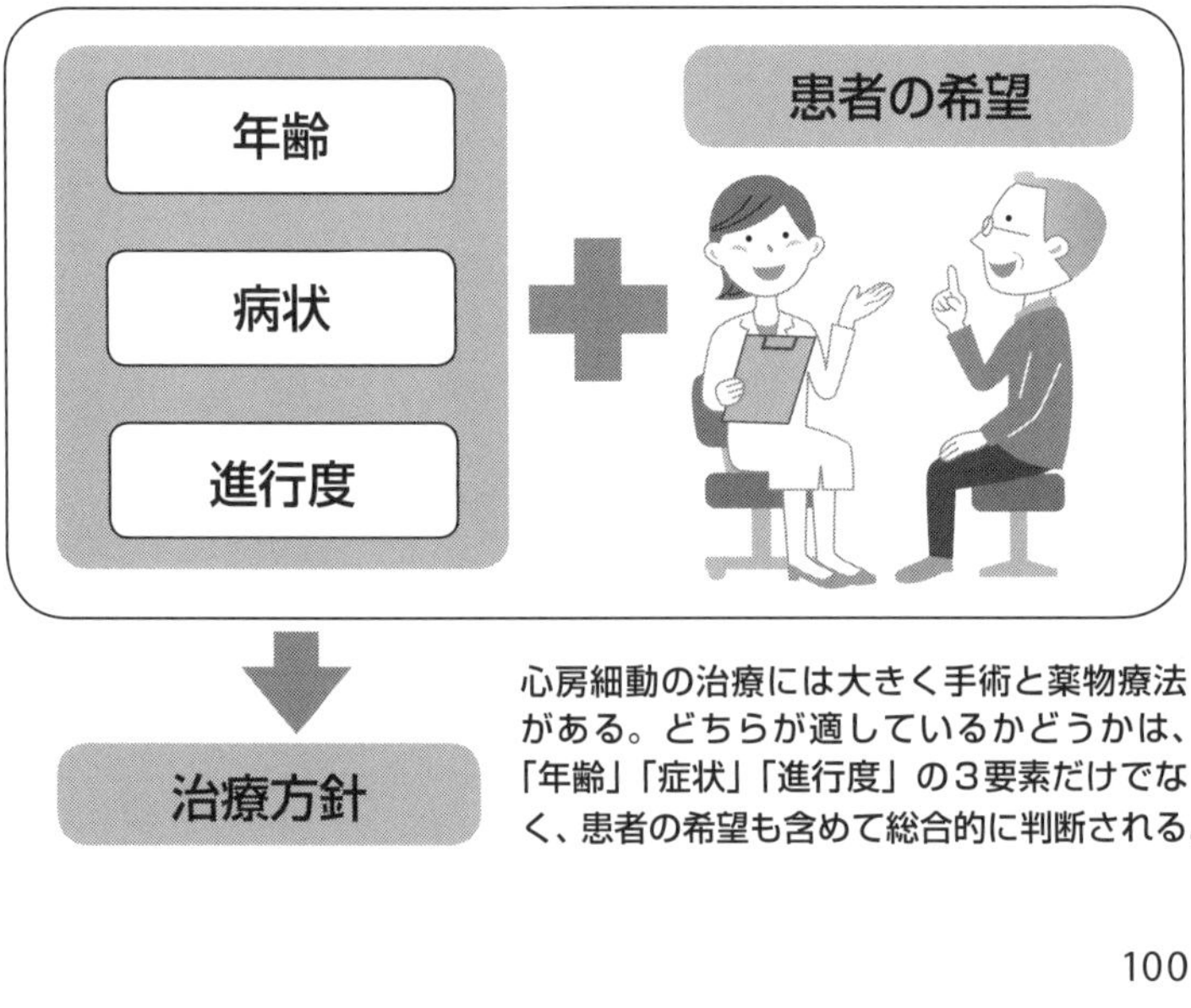

心房細動の治療には大きく手術と薬物療法がある。どちらが適しているかどうかは、「年齢」「症状」「進行度」の3要素だけでなく、患者の希望も含めて総合的に判断される。

Q56 心房細動はどんな薬を飲みますか？治りますか？

心房細動《しんぼうさいどう》の患者さんに使用される薬は、大きく3種類に分類されます。

❶抗凝固薬

心房細動の患者さんにおいて心房内の血栓《けっせん》（血の塊）ができるのを予防するために内服する薬です。どのような人が飲む必要があるのかは、CHADS$_2$《チャズツー》スコア（Q50を参照）で1～2点以上の人は飲む必要がありますが、ゼロ点の人は飲む必要がありません。

従来はワルファリンが選択されましたが、現在は4種類の直接経口抗凝固薬が使用可能です（ダビガトラン、リバーロキサバン、アピキサバン、エドキサバン）。

❷抗不整脈薬

不整脈が生じることを予防し、不整脈を停止させる作用のある薬です。ナトリウムチャネル遮断《しゃだん》薬のピルシカイニド塩酸塩水和物、フレカイニド酢酸塩、シベンゾリンコハク塩酸、カルシウム拮抗薬のベプリジル塩酸塩水和物、カリウムチャネル遮断薬のアミオダロン塩酸塩などが代表的です。これらの薬を使用することで心房細動の発生を抑制し洞《どう》調律（正常な拍動リズム）が維持できる可能性がありますが、それは心房細動が治ったわけではありません。毎日薬を内服することで心房細動を抑え込んでいるだけで、原因がなくなったわけではないからです。薬を止めれば心房細動は再発するでしょうし、たとえ内服を継続していても心房細動が進行するとともに再発することが多いといわれています。

❸心拍数調節薬

心房細動が生じている状態で心拍数が多い（例えば心拍数120以上など）場合に、房室結節《ぼうしつけっせつ》からの電気刺激の伝わりを抑えることで心拍数を減少させるために使用する薬です。

β《ベータ》遮断薬（ビソプロロールフマル酸塩、メトプロロール酒石酸塩など）、カルシウム拮《きっ》抗《こう》薬（ジルチアゼム塩酸塩、ベラパミル塩酸塩など）およびジギタリス製剤などが使用されます。心房細動の本体自体には影響せず、あくまでも心房細動のさいの心拍数を抑える薬です。

右記の❶〜❸の薬剤には心房細動を根治する作用はありません。根治させるためには手術を行う必要があります。

（山根禎一）

Q57 心房細動の人向けに服薬管理のできるアプリがあるそうですがどんなもの？

QRコード	
iPhone用	
Android用	

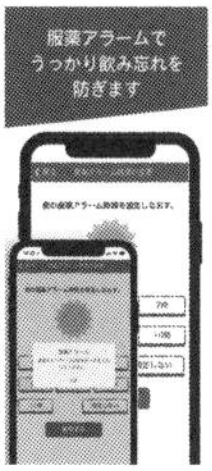
服薬アラームで
うっかり飲み忘れを
防ぎます

心房細動《しんぼうさいどう》では合併症の脳梗塞《こうそく》を防ぐことが欠かせません。そのためには、抗凝固薬を毎日飲みつづける必要があるのですが、ある調査によると、1年後の服薬継続率は60〜70％と報告されています。

薬の飲み忘れを防ぐために役立つのが「心房細動アプリ」です。それだけでなく、**設定した時間になると毎日服薬の知らせが届きます。**それだけでなく、次回の受診日や服薬を記録するカレンダー機能、さらには**心房細動について学べる動画や脳梗塞のリスクが確認できる機能**ももっています。医師や家族にアプリを見せれば、薬の服用状況を共有することもできます。飲み忘れがちな人はこのアプリを活用してはいかがでしょう。

なお、上記のＱＲコードから無料でダウンロードできます。

（妹尾恵太郎）

Q58 心房細動に薬物療法以外の治療法はありますか？

次の3種類の非薬物治療法があります。

❶直流除細動：体外から電流を流すことによって、心房内で暴れ回っている電気興奮をいったんリセットする方法です。大部分の心房細動《しんぼうさいどう》は直流除細動によって停止させることが可能です。しかしこの方法の効果は心房細動をいったん止めるだけです。そのあとしばらく洞《どう》調律（正常な拍動リズム）が維持できる場合もありますが、すぐにまた心房細動が再発してしまうこともあります。

❷カテーテルアブレーション（Q101を参照）：足のつけ根から挿入したカテーテルの先端で心臓内を焼灼《しょうしゃく》（焼き切ること）し、心房細動の発生や維持に関与している部位を壊死《えし》させる治療法です。心房細動を治すことを目的としています。

❸外科的メイズ手術（Q113を参照）：心臓外科で行われる開胸開心手術です。1980年代から行われており効果が高いことが知られていますが、患者さんの負担が大きいこともあり、現在は開胸開心手術が前提の患者さん（弁膜症手術など）において行われることが多い治療法です。

（山根禎一）

Q59 心房細動はいったんよくなっても再発しますか？

心房細動《しんぼうさいどう》は、再発の可能性は常にあります。「いったんよくなった」のが何をしてよくなったのかによって、再発の可能性は大きく違います。

心房細動が薬物治療や除細動器の電気ショックでいったんよくなったとしても、それは心房細動自体に手を加えたわけではありませんから、再発の可能性は比較的高いといわざるを得ません。

カテーテルアブレーション（Q101を参照）や外科的メイズ手術（Q113を参照）によって心房細動を治すことをめざして治療を行った場合には、比較的再発の可能性は少ないかもしれません。

しかし、**心房細動の原因は進行するとともに心房全体に拡散してしまう性質があり、どのような手術を行っても原因を完全に除去し尽くすことはできません**（原因はゼロにはならない）。そういう意味で考えれば、いったんよくなっても再発する可能性は否定できないのです。

（山根禎一）

Q60 息切れがひどく病院で心房粗動といわれました。どんな不整脈ですか？

心房細動《しんぼうさいどう》が1分間に400〜600回の頻度で心房が興奮するのに対し、心房粗動《そどう》はそれよりも少なく1分間に300回ほどの頻度で心房が興奮する不整脈です。心房粗動の場合も心房細動同様に、通常のように心房の興奮すべてが心室に伝わるのではなく、房室結節《ぼうしつけっせつ》が2回に1回、4回に1回などと調節して興奮を心室《しんしつ》へ伝えます。

主な症状は動悸《どうき》や息切れですが、無症状のこともあります。心房細動を合併することがあり、その場合は心房粗動単独よりも症状が強く出る傾向が見られます。まれに房室結節のコントロール機能が働かず、心房の興奮がすべて心室に伝わってしまい、脈が速すぎて血圧が著しく低下して失神が起こることがあります。また、心拍数の多い心房粗動が続くと、心臓に負担がかかり心不全を招き、体のむくみや倦怠《けんたい》感などが現れます。さらに、心房内で血栓《けっせん》（血液の塊）ができ、心原性脳塞栓症を起こすことがあります（Q48を参照）。高血圧や心臓病などを持っている人に起こることが多く、肺や食道の手術をきっかけに発症することもあります。

（杉　薫）

Q61 心房粗動の治療法は？

心房粗動《しんぼうそどう》を確実に止めるには電気ショックしかありませんが、再発を予防することはできません。また、抗不整脈薬が心房粗動を止める効果は20％程度しかありません。日本では１９９２年から高周波によるカテーテルアブレーション治療（Ｑ１０１を参照）が行われるようになり、現在では通常型心房粗動ならば１００％の確率で根治でき、再発することもありません。

心房粗動の大部分は、右心房にある三尖弁《さんせん》という血液の逆流を防ぐ弁の周辺で発生し、異常な電気刺激の伝導のようすもわかっています。カテーテルをその部位に到達させてそこだけを焼灼《しょうしゃく》（焼き切ること）すればよいので手技は容易で、１～２時間で治療は終了します。副作用もほとんど生じません。心房細動を同時に発生させている人の場合は、心房粗動に対するカテーテルアブレーションに加え、心房細動に対するカテーテルアブレーションも必要になります。心房粗動のみをカテーテルアブレーションで治療した人の場合、カテーテルアブレーションの治療後に心房細動を起こすことがあるので、定期的に検査を受けることをおすすめします。

（杉　薫）

Q62 発作性上室頻拍といわれました。どんな不整脈？

突然、心拍が速くなって動悸《どうき》が始まり、数分〜数時間で唐突に終わるのが発作性上《じょう》室頻拍《しつひんぱく》です。1分間に150〜250回くらいの拍動が起こります。1分間の拍動数が250回くらいだと動悸に加え、めまいやふらつき、ときには失神することもあります。150回より少し早い程度であれば、軽い症状ですみます。ほかの不整脈と違って若い人にも高齢者にも生じ、年齢差のないのが発作性上室頻拍の特徴です。

発作性上室頻拍は異常な電気興奮が心房《しんぼう》、または心房と心室《しんしつ》の接合部の房室結節《ぼうしつけっせつ》を回路の一部として旋回《せんかい》するものです（リエントリーという）。発作性上室頻拍は「房室結節回帰性頻拍（房室結節リエントリー性頻拍）」と「房室回帰性頻拍（房室リエントリー性頻拍）」の二つで約90％を占め、そのほかに「心房内リエントリー性頻拍」が含まれ、まれに「洞結節リエントリー性頻拍」が生じます。

洞結節で発生した電気興奮は速やかに隣接する心房へ伝導し、通常は房室結節を伝導して心房から心室に伝わります。房室結節回帰性頻拍は、心房から房室結節に侵入する2本または3本の伝導路（速伝導路と遅伝導路）を介して電気興奮が房室結節と各伝導路間をぐるぐる回るものです。一般的に約半数の人は速伝導路と遅伝導路を持っているといわれ、発症する人は比較的多く見られます。

房室回帰性頻拍は、心房と心室の間で副伝導路と房室結節を介して電気興奮が旋回するタイプでＷＰＷ症候群（Ｑ72を参照）に生じる頻拍です。

ほとんどの例では心臓に器質的な病気はなく、失神やめまいなどの重い症状がなければ発作性上室頻拍が生命にかかわることはほとんどありません。しかし、発作の頻度が少ない場合でもいつ発作が起こるかという不安が常につきまとい、行動や運動を制限して生活の質（ＱＯＬ）の低下をもたらします。現在では高周波カテーテルアブレーション（Ｑ１０１を参照）で１００％近く根治できるので、カテーテルアブレーションが第一選択治療法になっています。心房細動は根治できませんが（抑制するだけ）、発作性上室頻拍は根治できるので高周波カテーテルアブレーションの最もいい適応です。

発作が起こったとき、抗不整脈薬を頓服《とんぷく》で使用することもありますが、副交感神経を刺激することで頻拍発作が治まることがあります。息をこらえるバルサルバ法（Ｑ１３０を参照）や、冷たい水を張った洗面器に顔をつけて、しばらく我慢する冷水刺激などの方法を試してみてください。

（杉　薫）

Q63 心房頻拍といわれました。どんな不整脈？

心房《しんぼう》が1分間に400〜600回程度激しく興奮するのが心房細動《さいどう》、300回程度が心房粗動《そどう》です。**心房頻拍《ひんぱく》は、心房粗動よりも回数が少ない200回程度の興奮が心房に起こる不整脈です。**健康な人の1分間の心拍数は60〜90回ほどですから、200回程度といっても、かなりの速さで拍動が起こります。そのため、多くの人は強い動悸《どうき》を訴えます。そのほか、**胸の違和感や不快感が生じる**こともあります。

心房頻拍の発作のほとんどは一時的なものですが、中には何時間も続くこともあります。この持続性心房頻拍の場合、心不全を合併することがありますが、心房からの興奮がすべて心室へ伝導されるので（1対1に対応）心房中に血液がよどむことがなく、血栓《けっせん》（血液の塊）ができることはありません。

これといった原因がなく起こることもありますが、心臓になんらかの原因がある場合もあります。例えば以前、心臓弁置換術の手術を受けたことがあると、その手術のさいに生じた心房切開の跡の周囲を電気刺激がぐるぐると回り、心房頻拍の発作を起こすこともあります。

　また、慢性閉塞《へいそく》性肺疾患《しっかん》（ＣＯＰＤ）がある人や、肺や食道の手術を受けた人、心房細動カテーテルアブレーションの治療をした人なども心房頻拍が現れやすくなります。

　治療は、抗不整脈薬を用いた薬物療法が第一選択となります。

　薬物療法の効果が得られない場合や、副作用が強く現れて薬を使えない場合には、異常な電気興奮を発生させている場所を高周波で焼き切るカテーテルアブレーションの適応となります（Ｑ１０１を参照）。（杉　薫）

心房頻拍の心電図例

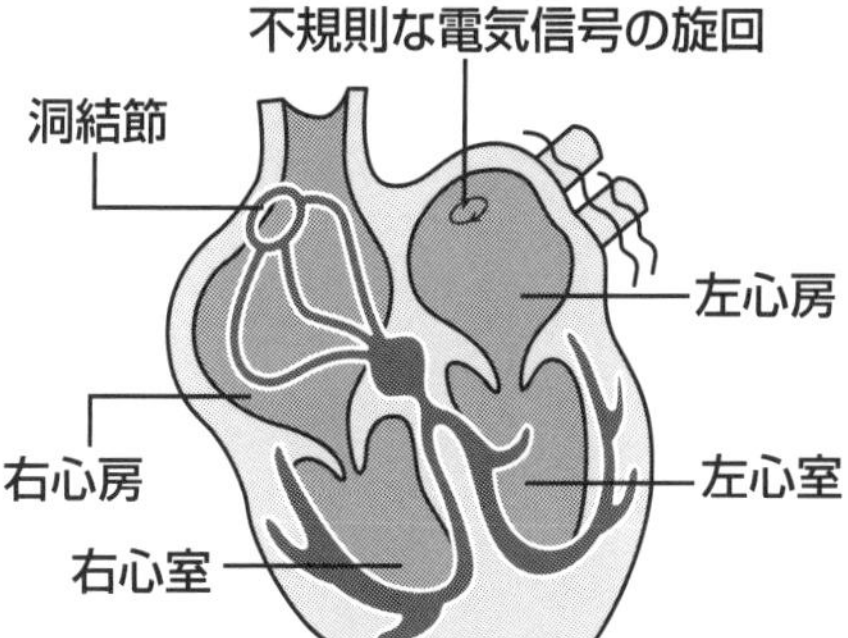

1分間に200回程度の興奮が心房に起こるのが心房頻拍で、動悸を覚えることが多い。大半は一時的なものだが、中には何時間も続くこともある。

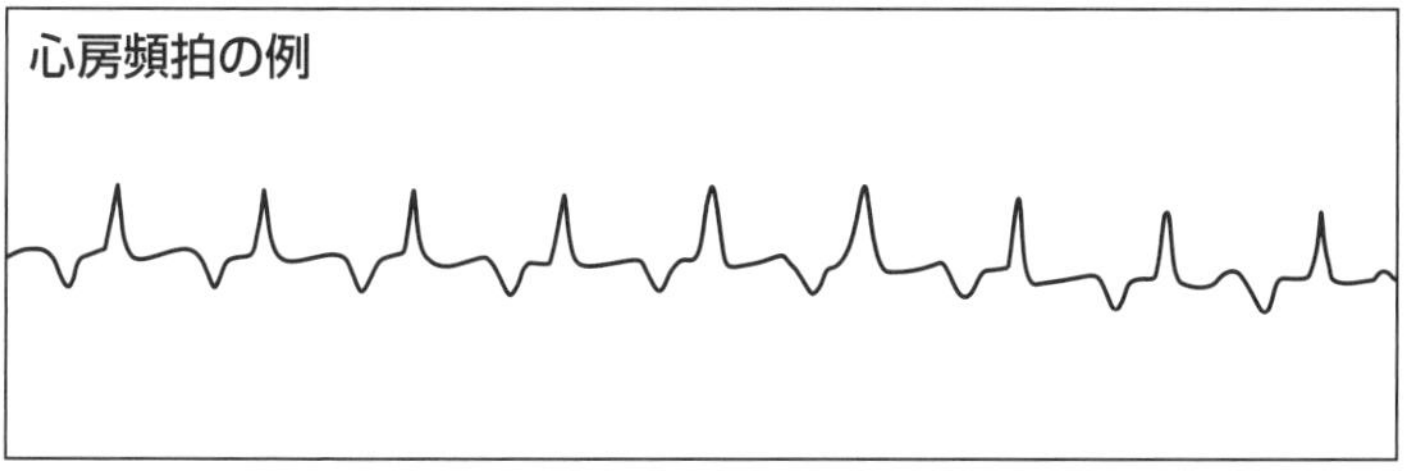

Q 64

心室細動は最も危険な不整脈と聞きました。なぜ危険ですか？

心室《しんしつ》は心房《しんぼう》から送られてきた血液を全身に送り出すポンプの役目を担っています。そのポンプ機能を持っている心室が電気的には1分間に500回以上で興奮する不整脈が心室細動《さいどう》です。心電図を見ると、形も振幅も全くバラバラの波が連続し、QRS波、ST部分、T波を区別できない波形になっています。

心室細動が起こっているとき、心室はただ震えているだけのような状態であり、ポンプの働きを果たせていません。このため、全身へ血液が送れなくなり、十数秒で脳への血流が途絶え、眼球上転（眼球がまぶたに半分隠れるほど上にいってしまう）や、全身けいれん、意識消失を生じ、3～4分以上持続すると脳が大きく障害されるとともに生存率も低下します。通常、心室細動が1分間経過するごとに生存率は10％ずつ低下するとされており、この間、心臓マッサージなどの救命処置を行うことなく10分経過すると高度な脳障害を残すか、死亡する可能性が高くなります。

一方、心室細動がポンプの働きがほとんどできていないのに対し、わずかながらでもポンプの働きが残っていて、血液を全身に多少送り出せているものを心室粗動《そどう》といいます。

心室粗動は、心室が1分間に300回くらいで興奮し規則性があることが心室細動と異なる点ですが、ポンプとしての機能は心室細動と同じであり、また心室細動に移行することも多いので、心室粗動と心室細動は一緒にとらえて心室粗細動と呼ぶこともあります。

（清水　渉）

心室細動の心電図例

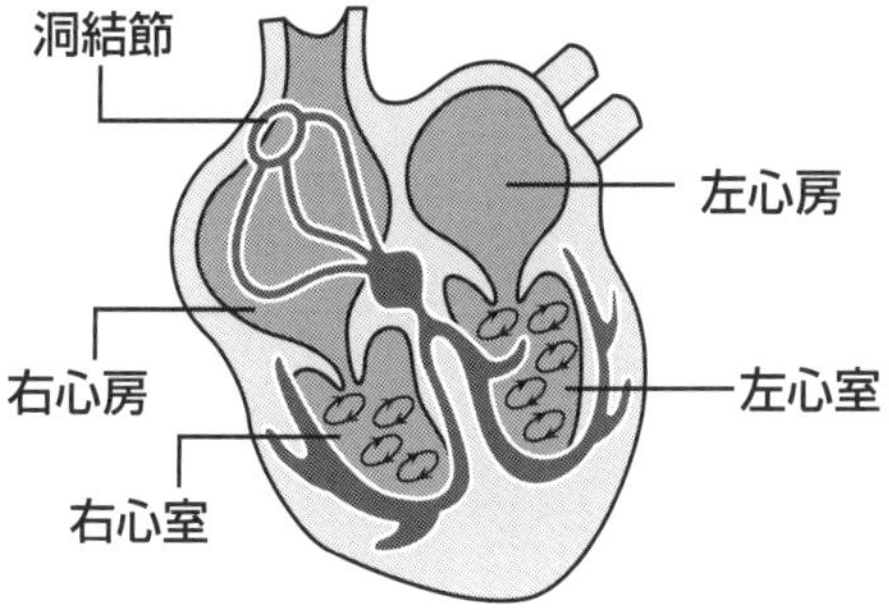

心室が１分間に500回以上で興奮するのが心室細動。心電図の波形は形も振幅も全くバラバラになっている。この状態が持続すると生命に危険が及ぶ。

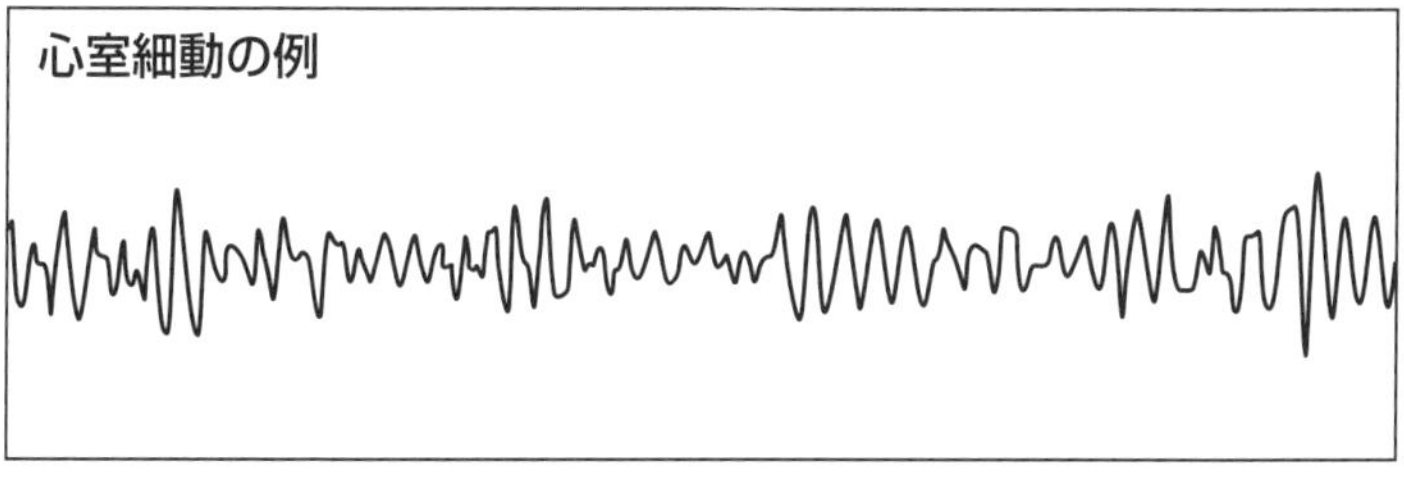

Q65 心室細動になりやすい人はどんなタイプが多いですか？

やせている、あるいは太っている、食生活が乱れているから心室細動《しんしつさいどう》になりやすいということはありません。

確実にいえることは心筋梗塞《こうそく》や狭心症《きょうしん》、心臓の筋肉が厚くなったり薄く伸びて心臓が拡張してしまう心筋症といった心臓の病気（基礎心疾患《しっかん》）を持っている人は心室細動の発症リスクが高くなります。こうした病気に心身のストレスや睡眠不足、激しい運動などが重なると、心室細動の引き金になることが多々あります。心室頻拍《ひんぱく》のある人では、心室細動に移行することもあります。

心筋梗塞や狭心症などの心臓の病気がないにもかかわらず、突然に心室細動を起こす人がいます。そうした場合の原因として多いのがブルガダ症候群（Q71を参照）やQT延長症候群（Q73を参照）です。いずれも電気刺激の発生にかかわる遺伝子に異常がある不整脈です。

（清水　渉）

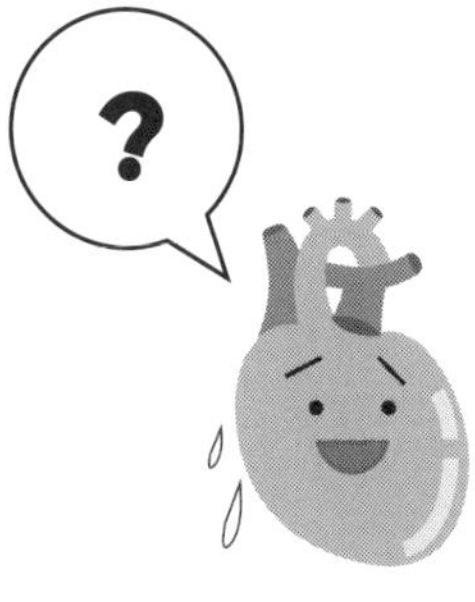

Q66 心室細動の治療法は？

心室細動《しんしつさいどう》が起こったら一刻も早く体外から電気ショック（除細動）で心室のけいれんを止めなければなりません。医療機関では医師が手動式除細動器を使用します。しかし、どこで心室細動が生じるかは予想できません。そこで、最近は多くの場所で自動体外式除細動器（ＡＥＤ）が設置され、緊急に対応できる環境が整いつつあります（Ｑ１１２を参照）。

こうした緊急処置で救命された場合は、再発した場合に突然死を予防するために植え込み型除細動器（ＩＣＤ）を植え込むのが一般的です（Ｑ１１０を参照）。ただし、ＩＣＤを植え込んでも心室細動そのものが完治したり、不整脈の発作がなくなったりするわけではありません。したがってＩＣＤを植え込んだあとも、一定の頻度で致死性不整脈（心室細動・心室頻拍《ひんぱく》発作）を起こす患者さんは、発作を起こりにくくする抗不整脈薬を服用する必要があります。

もちろん、致死性不整脈の原因となる心臓病（基礎心疾患《しっかん》）がある場合には、その病気をしっかりと治療することも大切です。

（清水　渉）

Q67 心室頻拍は突然死を招きやすいと聞きましたが本当ですか？

心室頻拍《しんしつひんぱく》は心室細動《さいどう》と同じように、ポンプの機能を持つ心室に異常な電気興奮が連発して起こるもので、心拍数は1分間に約100～250回程度とさまざまです。

医学上の定義では、心室期外《きがい》収縮の3連発以上とされていますが、実際の臨床現場では6連発以上あるいは10連発以上を心室頻拍と考えることが多いです。

心室頻拍は30秒以上続く「持続性心室頻拍」と、30秒未満で停止する「非持続性心室頻拍」に大きく分けられます。また、心電図のQRS波が同一の「単形性心室頻拍」と、形が異なる「多形性心室頻拍」に分けることもあります。

持続性心室頻拍や多形性心室頻拍では、心室から送り出される血液量が減少し、脳に十分な血液が送れなくなるため、**めまいや失神などの症状が現れ、さらにより危険な心室細動に移行して突然死を招くことも珍しくありません。**

持続性心室頻拍では、心筋梗塞《こうそく》や狭心症《きょうしんしょう》、心筋症、先天性心疾患《しっかん》、弁膜症などの病気（基礎心疾患）があって、それが原因となって起こることがほとんどです。持続性心室頻拍に突然死が多いのは、こうした心臓の病気でもともと心臓の機能が低下しているところに、頻脈が重なるためと考えられます。

心室頻拍はこうした基礎心疾患がない人にも起こることがあります（特発性心室頻拍という）。特発性心室頻拍では、基礎心疾患のある患者さんに起こる心室頻拍に比べて、突然死の危険性は少ないものの、めまいや失神を生じることがあります。それが原因で転倒し、大きなケガをすることもあるので注意が必要です。

（清水　渉）

心室頻拍の心電図例

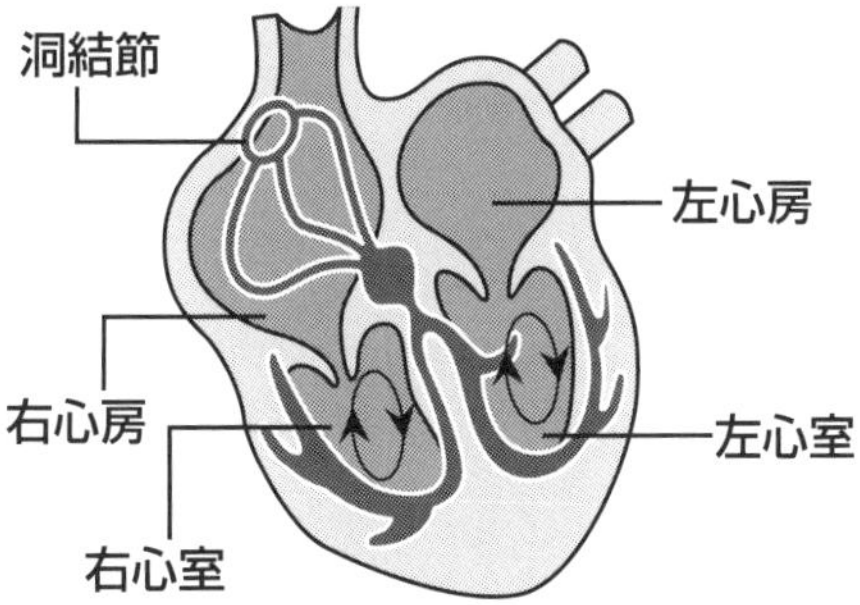

心室頻拍は、心室が１分間に約100〜250回興奮している状態。いくつかのタイプに分けられるが、下の心電図は、同一のQRS波が30秒以上現れている持続性単形性心室頻拍。

持続性単形性心室頻拍の例

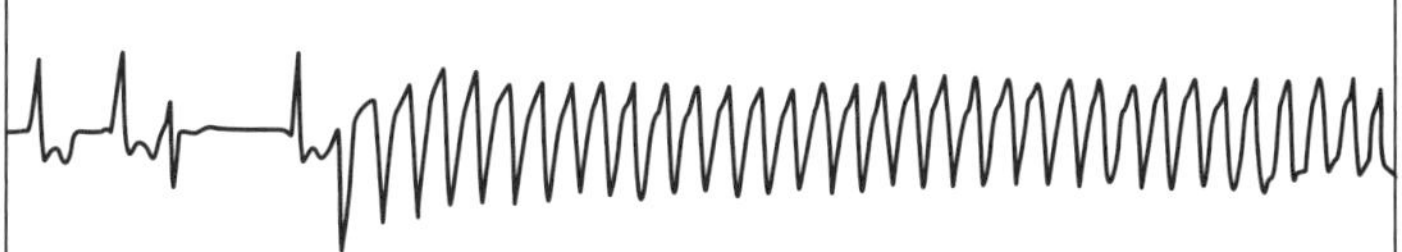

Q 68

心室頻拍といわれましたが症状が全くありません。大丈夫ですか？

心室頻拍《しんしつひんぱく》で動悸《どうき》、めまい、失神などの症状が出るかどうかは、心室頻拍の心拍数と持続時間によります。例えば1分間の心拍数が150回以上になると、持続時間は短くても、少なくとも動悸の症状が出ると思います。200回近くになるとめまいや失神を起こします。

反対に、心拍数が1分間に150回以下でも、持続すれば息切れなどの心不全症状が出ることもあります。

また、心筋梗塞《こうそく》や心筋症などの基礎心疾患《しっかん》があって心臓の機能が落ちている患者さんでは、さらに症状が出やすくなりますし、心室頻拍から心室細動《さいどう》へ移行して突然死を起こす可能性もあります。

この質問者の場合は症状がないとのことですから、心拍数も比較的遅く、持続時間も短いタイプと考えられます。その場合、突然死を起こす可能性は低いとは思いますが、専門医に定期的に経過を診てもらう必要があると思います。

（清水　渉）

Q69 心臓病の持病がある場合、心室頻拍はかなり危険ですか？

心筋梗塞《こうそく》や狭心症《きょうしん》、心筋症（心臓の筋肉が厚くなったり薄く引き伸ばされたりする病気）、先天性心疾患《しっかん》、弁膜症（心臓の弁が障害される病気）などの心臓の病気（基礎心疾患）があると、発作が30秒以上続く持続性心室頻拍《しんしつひんぱく》が起こりやすくなるので注意が必要です。

これは、心筋梗塞や心筋症などがあると、障害のある心筋部位で、心室頻拍の発生機序であるリエントリー（回旋《かいせん》。Q7を参照）が起こりやすくなるからです。

もともと心室のポンプの機能が低下している基礎心疾患のある患者さんに持続性心室頻拍が起こると、心臓からの血液の拍出量が著しく減少し、失神などの重篤な症状が出やすいだけでなく、全く血液が送り出せなくなる心室細動《さいどう》に移行して、突然死を招く可能性が高くなります。

ですから、基礎心疾患のある患者さんは、心室頻拍の発作を起こして突然死に至らないように、しっかりと治療する必要があります。

（清水　渉）

Q70 心室頻拍の治療法はどんなものですか？

心室頻拍《しんしつひんぱく》の治療には、抗不整脈薬による薬物療法と薬を用いない非薬物療法があります。

薬物療法としては、心臓に病気（基礎心疾患《しっかん》）のない特発性心室頻拍では、β遮断《ベータしゃだん》薬やカルシウム拮抗《きっこう》薬がよく用いられます。一方、心筋梗塞《こうそく》、心筋症などの基礎心疾患を持つ患者さんの心室頻拍に対しては、アミオダロン塩酸塩やソタロール塩酸塩などのカリウムチャネル遮断薬が用いられます（Q84を参照）。

非薬物療法には、カテーテルアブレーション（Q101を参照）と植え込み型除細動器（ICD。Q110を参照）があります。

基礎心疾患のない特発性心室頻拍の多くは、カテーテルアブレーションで根治が可能であり、90％程度の成功率です。一方で、基礎心疾患を持つ患者さんの心室頻拍では、カテーテルアブレーションの成功率は低く、特に致死性不整脈である持続性心室頻拍、あるいは心室細動を認めた場合には、二次予防としてICDが植え込まれます。

（清水　渉）

Q71 ブルガダ症候群とはどんな不整脈ですか？

ブルガダ症候群は、１９９２年にスペインの医師、ブルガダ兄弟が「心臓病（基礎心疾患《しっかん》）がなく心室細動《しんしつさいどう》から救命された８人の患者の心電図で、特徴的な波形が共通して見られた」と報告したことがきっかけに見つかった疾患です。ブルガダ症候群は、若年〜中年男性が夜間に心室細動による突然死を引き起こし、かつて"ぽっくり病"といわれていた患者の中に少なからず含まれていたと推測されています。

特徴的な心電図波形は、12誘導心電図のV1、V2誘導での入り江様（coved型）のST上昇で、タイプ１のブルガダ波形と呼ばれています。このブルガダ波形が心電図で記録されれば、心室細動や失神などの症状がなくても、ブルガダ症候群と診断されます。

タイプ１のブルガダ波形に加え、**「原因不明の心停止あるいは心室細動または多形性心室頻拍が確認されている」「夜間苦しむような呼吸がある」「失神がある」**のいずれかを認める場合、有症候性ブルガダ症候群と診断されます。

タイプ１のブルガダ波形は、健康診断などの集団健診で１０００〜２０００人に１

人（０・０５～０・１％）に見つかるといわれます。このうち、致死性不整脈である心室細動を起こして突然死の可能性があるのは、１００～２０００人に１人（０・５～１％）とされています。残りの多くのブルガダ波形を持つ患者さんは、無症候で経過されます。

しかし、一度、心室細動を起こして、運よく救命されたブルガダ症候群の患者さんでは、その後の心室細動の再発率は年間約10％であり、二次予防として、突然死を予防する目的で植え込み型除細動器（ＩＣＤ。Ｑ１１０を参照）の適応となります。

ブルガダ症候群の原因ははっきりとわかっていませんが、ナトリウムイオンの流れを制御しているＳＣＮ５Ａ遺伝子の異常が原因の一つと考えられています。

（清水　渉）

ブルガダ症候群の人の心電図例

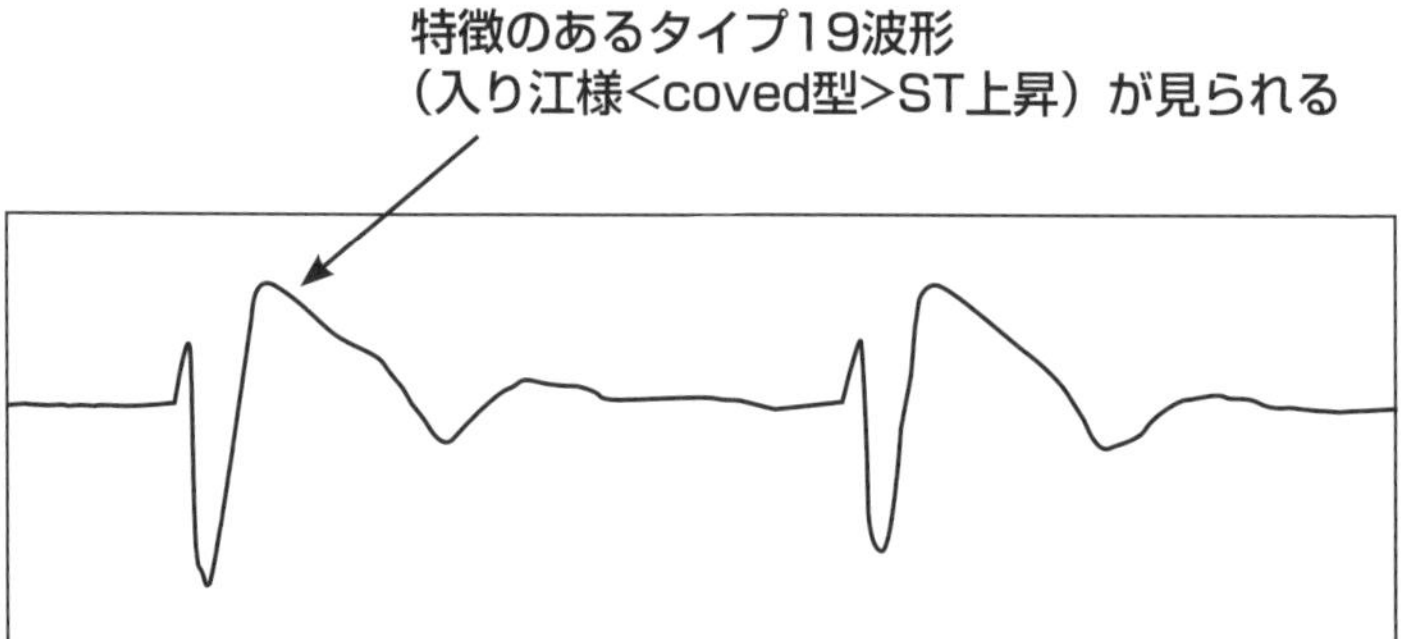
特徴のあるタイプ1Ⅰ波形
（入り江様<coved型>ST上昇）が見られる

Q72 WPW症候群はどんな不整脈ですか？

ＷＰＷ症候群の病名は、この疾患《しっかん》を初めて報告したＷｏｌｆｆ《ウォルフ》‐Ｐａｒｋｉｎｓｏｎ《パーキンソン》医師とＷｈｉｔｅ《ホワイト》医師の頭文字から取ったものです。

ＷＰＷ症候群は、健診診断の心電図検査で６００〜８００人に１人程度の割合で見つかります。そのうち約半数が動悸《どうき》などの症状を起こし、残りの約半数は無症状といわれています。

健康な心臓では、洞結節《どうけつせつ》で発生した電気興奮は心房《しんぼう》に伝わり、房室《ぼうしつ》結節という唯一の通り道（正常伝導路という）を経て心室《しんしつ》に伝わります。ＷＰＷ症候群は、この正常伝導路とは別に、心房と心室の間にケント束《そく》と呼ばれる副伝導路があり、心電図でデルタ波という特徴的な波形を示す疾患です。

ＷＰＷ症候群の患者さんでは、発作性上室頻拍《じょうしつひんぱく》（Ｑ62を参照）という頻脈発作を突然起こします。これは、心臓の電気興奮が、房室結節とケント束の２本の伝導路を介して、心房と心室の間をぐるぐると回るために起こり、１分間に１５０回くらいの規則的な頻脈発作となります。

発作性上室頻拍を起こさない患者さんは、必ずしも治療の必要はありません。しかし、一定の頻度で発作が起こる患者さんでは、カテーテルアブレーションによる根治術の適応となります。

ケント束（副伝導路）の伝導性が非常によい場合、心房細動を発症すると非常に脈拍が速くなり、ごくまれに心室《しんしつ》細動《さいどう》に移行して突然死につながる場合もあるので、必ず一度は専門医を受診してください。

（清水　渉）

WPW症候群の人の心電図例

WPW症候群は、正常伝導路以外にケント束という副伝導路があることで起こる疾患。心電図には、デルタ波という特徴のある波形が見られる。

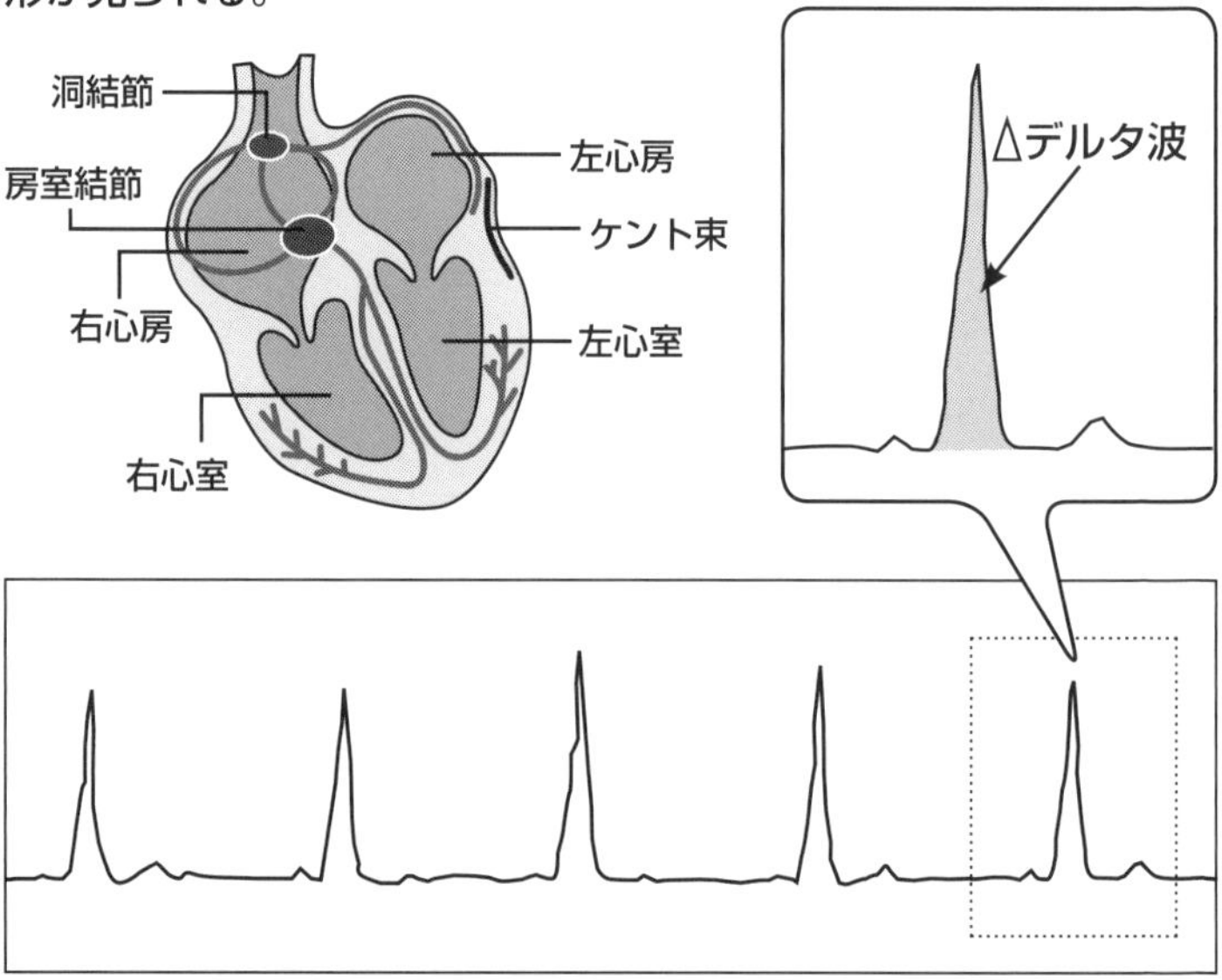

Q73 QT延長症候群とはどんな不整脈ですか？

QT延長症候群は、心電図のQT時間が健康な人よりも延長し、トルサード・ド・ポアンツ（TdP）と呼ばれる多形性心室頻拍《しんしつひんぱく》（Q67を参照）を認める疾患《しっかん》です。

QT時間の延長だけであれば無症状ですが、TdPが起こると動悸《どうき》や失神などの症状を起こし、ときに心室細動《さいどう》に移行して突然死につながることもあります。

遺伝子変異が関係する先天性と、QT延長作用のある薬の服用や徐脈時、あるいは下痢《げり》などで血液中のカリウム濃度が低下したときなどにTdP発作を起こす後天性があります。

先天性QT延長症候群では、多くの原因遺伝子が見つかっていますが、その中でも1〜3型という三つのタイプの頻度が高く、それぞれのタイプでTdP発作の誘因や有効な薬物がわかっています。

1型では、運動中、特に水泳中に発作が起こることが多いことから、運動制限が必要になります。薬としてはβ遮断薬《ベータしゃだんやく》が特に有効です。2型では、目覚まし時計などの音刺激や急に興奮したときなどの発作が多く、やはりβ遮断薬が有効です。一方、3

型では、安静時や睡眠中にＴｄＰ発作を起こすことが多く、薬としてはβ遮断薬のほかにナトリウムチャネル遮断薬も有効です。後天性では、ＱＴ延長の原因や誘因を除去することが第一の治療法です。

先天性の患者さんで、一度、心停止や心室細動《さいどう》を起こした場合には、二次予防として植え込み型除細動器（ＩＣＤ。Ｑ１１０を参照）の適応となります。

（清水　渉）

先天性QT延長症候群ＴｄＰ発作の誘因

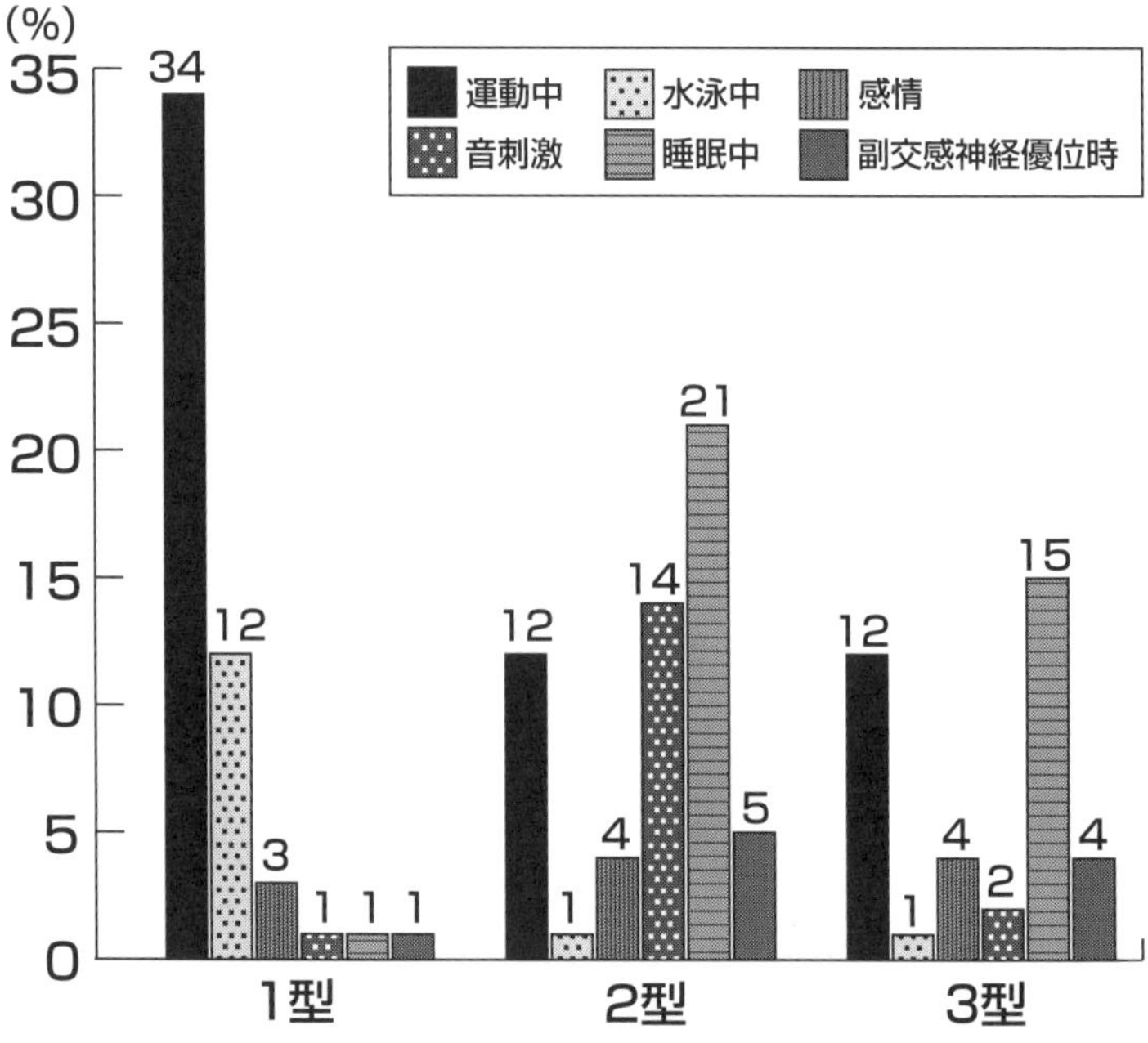

出典：厚生労働科学研究班（2006～2011）
「遺伝子型別の心事故の誘因（発端者）」より

第5章

不整脈のタイプ③
徐脈性不整脈についての疑問 10

Q74 洞不全症候群といわれました。どんな不整脈ですか?

心臓はみずからが発している電気刺激によって律動的に動いています。電気刺激は右心房《しんぼう》上部にある洞結節《どうけつせつ》で作られ、刺激伝導系という通り道（刺激伝導路）を介して心臓全体に伝わります。

洞結節からの電気刺激の発生頻度が低下したり、電気刺激が途中で途絶（ブロック）されてうまく伝わらないと脈のリズムが遅くなったり、一時的に止まったりします。健康な人の脈は1分間に60～90回ですが、50回未満になると徐脈性不整脈と診断されます。

洞不全症候群は徐脈性不整脈の代表的なもので、洞結節の機能に異常が生じて、徐脈やときに心肺停止を起こします。

ルーベンスタインという医師が１９７０年代に心電図所見と病態から洞不全症候群を三つのタイプに分類しています（ルーベンスタイン分類という）。

①洞性徐脈　洞結節の機能が徐々に低下し、洞結節が電気刺激を発生させるリズムが

遅くなった状態で、単に心拍が遅くなります。

②洞房ブロック　洞結節で発生した電気刺激は心房に伝わったのち、変電所のような働きをする房室《ぼうしつ》結節に届きます。洞結節は規則正しく電気刺激を発生しているのに、周囲の心房筋との接触が悪くて、電気刺激がブロックされて心房の心筋や房室結節にうまく伝わらない状態で、数拍に1回心拍が欠損する状態となります。

③徐脈頻脈症候群　頻脈性不整脈の心房細動などと、洞不全症候群が交互にくり返される状態です。

脈が遅くなると、心臓から送り出される血液量が低下するため、気分が悪くなったり、軽い運動ですぐに息が上がったり、体がふらついたりする心不全症状が現れます。脈が3秒以上停止すると脳に十分な血液が送れなくなるため、めまいや一瞬気が遠くなる感覚が出現します。5秒以上になると、目の前が真っ暗になる眼前暗黒感や意識消失が生じ、ときに気を失って卒倒します。一方で、3～4秒の心拍停止があっても無症状の人もいます。

洞結節の働きは年齢とともに徐々に低下します。このため高齢者に徐脈が認められることがあります。洞不全症候群の要因にはいくつかあり、例えば心筋梗塞《こうそく》で洞結節に栄養を送る血管がつまり、洞結節の機能が低下することがあります。あるいはウイルスの感染などによって発症する心筋炎や自己免疫性の原因不明の炎症、薬の副作用などによって生じることもあります。

洞不全症候群では、症状がなければ積極的な治療は不要です。しかし洞結節の機能は年齢とともに低下するため、定期的に受診して、心臓が停止している時間が長くなっていないかを確認する必要があります。めまいや失神、息切れなどの症状がある場合はペースメーカ（Q94を参照）の植え込みを検討します。

（青沼和隆）

洞不全症候群

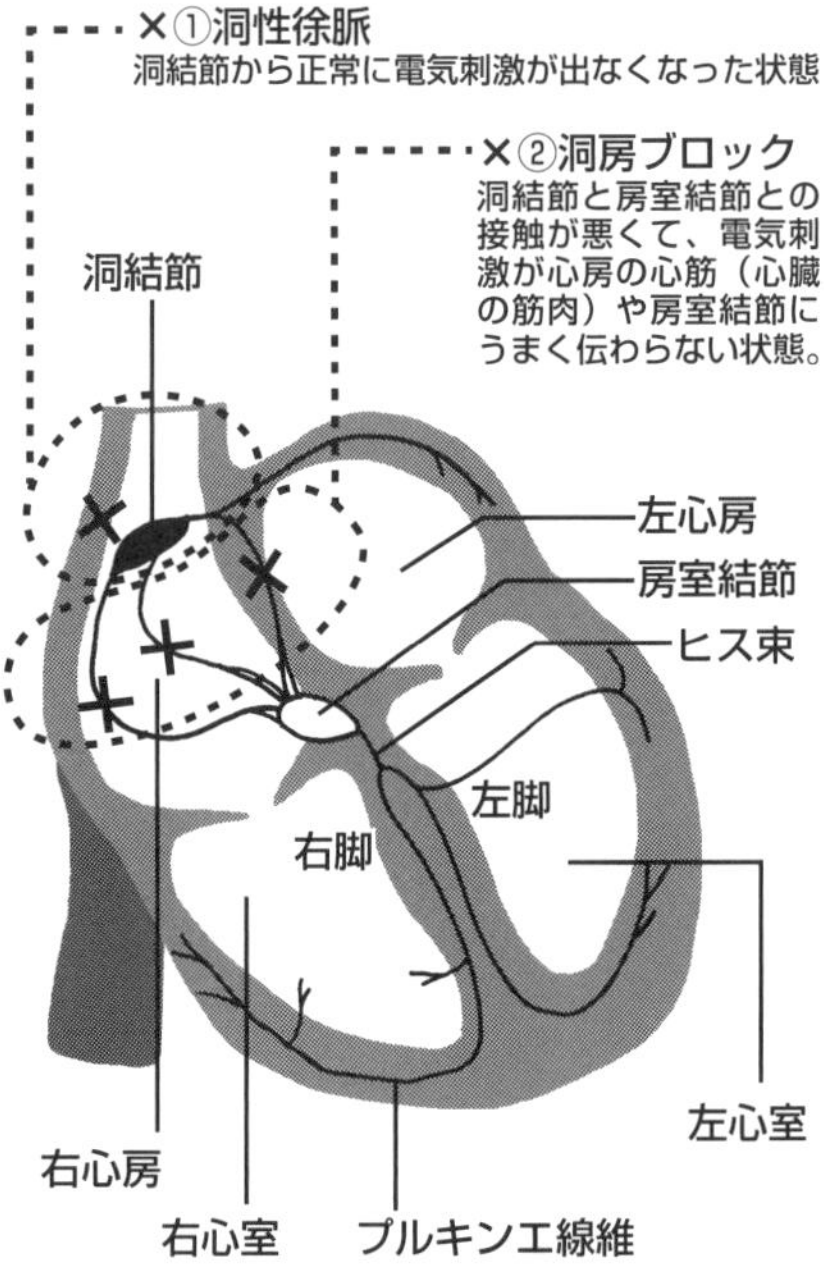

洞房ブロックの心電図例

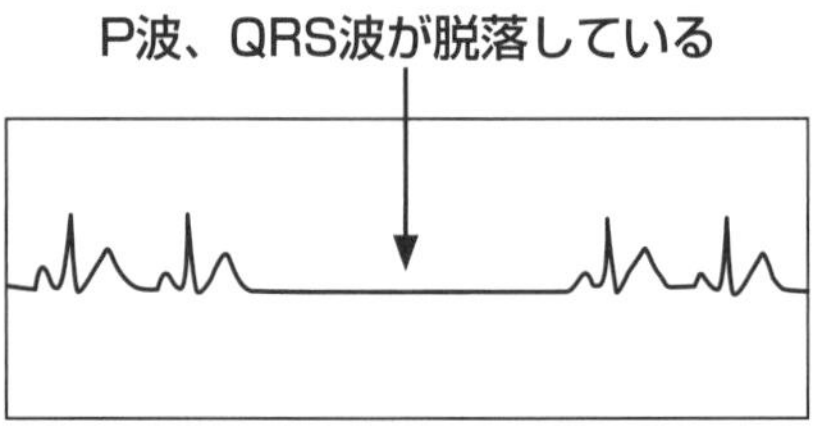

洞結節からの刺激が心房や房室結節にうまく伝わらず、収縮の期間が長くなっている。

Q75 ほかに病気がないので洞性徐脈を放置していいといわれました。大丈夫？

洞《どう》性徐脈とは、洞結節《けっせつ》からの電気刺激の発生が低下した状態です。洞性徐脈は副交感神経（自律神経の一つで休息時に優位になる神経）が優位となる夜間の睡眠中に、健康な若年者や高度に鍛錬された運動選手でもよく見られます。

心臓そのものに問題があるわけではないので、ほかに心臓の病気がなく、自覚症状も現れないときは治療の必要はありません。副交感神経の過緊張が原因の場合は副交感神経の働きを阻害する薬の使用が検討されることもありますが、口が渇いたり目がチカチカしたりするなどの副作用の問題もあり、薬の効果もあまり高くないので、実際に薬を服用することはまれです。

ただし、将来的には、進行することで失神や意識消失などの自覚症状が出現することがあり、**そのときはできるだけ早く受診してください。**どうしても不安なら半年または1年に一度、24時間ホルター心電図検査などの精密検査を受けるといいでしょう。

（青沼和隆）

Q76 洞房ブロックといわれましたが症状はありません。治療は必要ですか？

洞結節《どうけっせつ》は規則正しく電気刺激を発生させているにもかかわらず、それが心房《しんぼう》の心筋（心臓の筋肉）や房室結節《ぼうしつ》にうまく伝わらず生じる不整脈が洞房ブロックです。

例えば、最初はたまに調子が悪いことがあるテレビが、しだいに調子の悪いときが多くなり、ついにはテレビが全くつかなくなることがあります。それと同じようなことが洞房ブロックで生じます。洞房ブロックが徐々に進行し、あるとき突然に、電気刺激の伝導が完全に遮断《しゃだん》されて脈が出なくことがあるのです。

洞房ブロックをはじめとする洞不全症候群を根治できる治療法はなく、対症的にペースメーカ植え込みを行うしか治療はありません。

前述したように洞房ブロックは進行するケースが多いので、**毎日脈を測定し、脈の結滞（脈が飛ぶこと）が多くなっていないかを確認することが大切です。**体のだるさやめまい、眼前暗黒感（目の前が真っ暗になること）、意識消失などの症状が現れたときは速やかに受診してください。

（青沼和隆）

Q77 洞性徐脈や洞房ブロックの原因は加齢だと聞きました。ほかに原因は？

洞《どう》性徐脈も洞房ブロックも洞結節の機能低下による徐脈です。洞結節の機能低下は健康な人でも年齢を重ねるにつれて徐々に生じてきます。

加齢以外の原因としてまずあげられるのが、洞結節に栄養を送る血管がつまる心筋梗塞《こうそく》やウイルスの感染などによって生じる心筋炎です。昨今、大きな問題となっている新型コロナウイルスに感染しても心筋炎が生じ、それに伴って洞性徐脈や洞房ブロックが現れる可能性もあります。

また、自己免疫疾患《しっかん》（病気から体を守る免疫システムに異常が生じて、自分自身の体を誤って攻撃する病気）である膠原《こうげん》病の一種、強皮症に合併して洞性徐脈や洞房ブロックが生じることもあります。強皮症は皮膚や内臓が硬くなる病気で、心臓が硬くなると心臓の働きが低下するようになります。さらに高血圧や狭心症《きょうしん》などの治療に使われるβ遮断薬《ベータしゃだん》や期外《きがい》収縮などの不整脈を治療する抗不整脈薬、鎮静薬などの薬の副作用が原因となることもあります。

（青沼和隆）

Q78 洞性徐脈を放置していましたが、最近めまいが気になります。大丈夫ですか？

「最近、めまいが気になる」ということは洞《どう》性徐脈が進行している可能性が考えられます。

めまいや体のだるさ、あるいは駅の階段を急いで上ったとき苦しくなるといった症状が現れはじめたときは、そろそろ治療を考えていいでしょう。

洞性徐脈そのものが生命に危険を及ぼすことはありませんが、めまいや倦怠《けんたい》感などがひどくなって意識がなくなって転倒して大ケガをすることもあるからです。

治療はペースメーカ植え込みによる治療が原則です（Q94を参照）。金属アレルギーや寝たきり状態などでペースメーカ治療ができない場合は、薬物療法が行われることがあります。しかし、抗不整脈薬の効果は不安定で、副作用の問題もあり、長期の服用による回復は期待できません。

（青沼和隆）

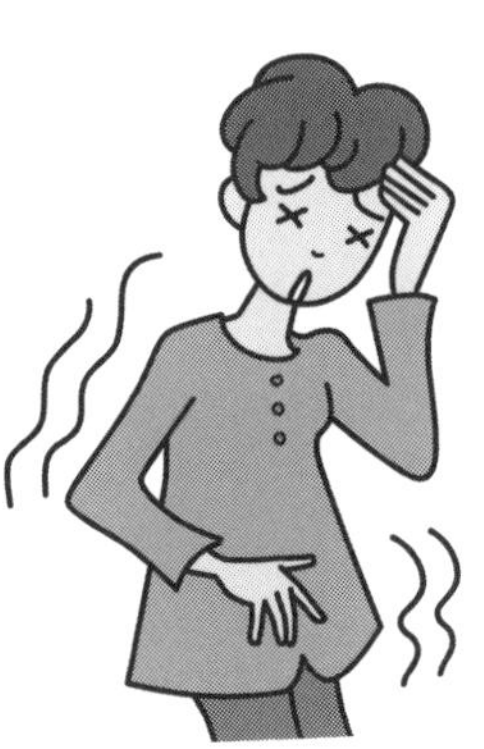

Q79 健康診断で房室ブロックという不整脈といわれました。どんなもの？

洞結節《どうけっせつ》から発生した電気刺激は、心房《しんぼう》内伝導路を通り、房室《ぼうしつ》結節に集められたのち、ヒス束《そく》、右脚《きゃく》・左脚を通って心室全体に伝えられます。このルートを刺激伝導系といいます。房室ブロックは、房室結節以降の刺激伝導系のうちのどこかが遮断《しゃだん》（ブロック）され、電気的興奮が心臓全体に円滑に伝わらない状態です。

房室ブロックは生じる場所によって大きく二つに分けられます。一つは、房室結節内で伝導ブロックが生じるタイプで、その代表に「ウェンケバッハ型房室ブロック」があります。房室結節は洞結節同様に自律神経（自分の意志と無関係に内臓や血管の働きを支配する神経）の影響を強く受けます。ウェンケバッハ型房室ブロックは夜間、副交感神経が過度に緊張し、房室結節内の電気刺激の流れが滞って生じることも多く、特に若年者によく見られます。ウェンケバッハ型房室ブロックは生命に影響のない良性であることが多く、狭心症《きょうしん》や心筋梗塞《こうそく》などの心臓の病気がなく、夜間や安静時に生じて症状もなければ治療は不要です。ただし、めまいやふらつきなどの症状が現れた

正常洞調律と補充調律

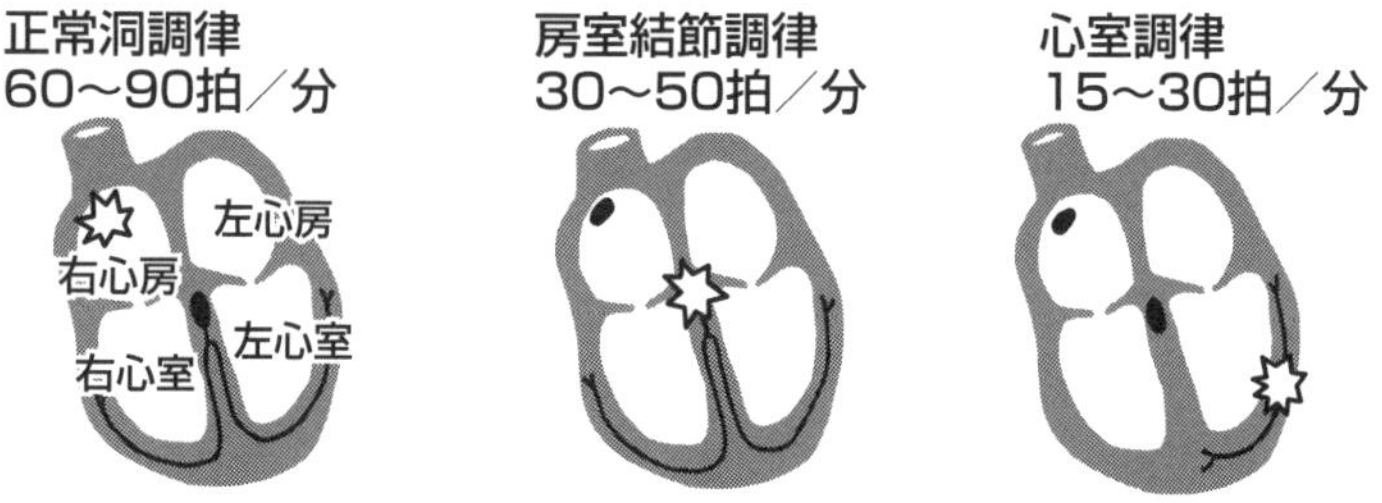

正常な心臓では洞結節で電気刺激が発生する。洞結節で電気刺激が発生しない場合は、房室結節の下部で発生するが、１分間の心拍数は下部にいくほど少なくなる。

ときは、再度受診してください。

もう一つは、房室結節より下部のヒス束あるいは脚で伝導障害が生じるタイプで、「モービッツⅡ型房室ブロック」と「完全房室ブロック」があります。

心室は副交感神経よりも交感神経の影響を受けやすく、交感神経が優位となる日中に生じることが一般的です。このタイプは突然死の危険もあるためペースメーカ植え込みによる治療がすすめられます。というのは、なんらかの理由で洞結節が電気刺激を安定して発生しなくなった場合、洞結節に代わって房室結節やヒス束などの自動能を持つ心筋が電気刺激を発生させます。これを補充調律といい、１分間の心拍数は下部に行くほど少なくなります。伝導障害がヒス束よりも下の脚で生じると、わずかな補充調律による脈しか出ないために心臓が高頻度に停止することがあるからです。

（青沼和隆）

Q80 房室ブロックには良性と悪性があるそうですが何が違う？

モービッツⅡ型房室ブロックは心停止の恐れがある

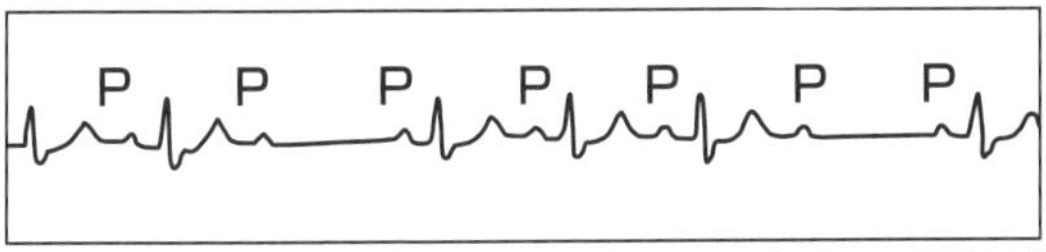

モービッツⅡ型房室ブロックは、心房から心室への電気刺激の伝導時間は一定だが、突然伝導が途絶え1拍抜けてもとに戻ることをくり返す。伝導の途絶が長いと、突然の心停止が生じる恐れがある。

良性とは生命に影響のないもの、悪性とは生命に影響するものという意味です。

電気刺激の遮断《しゃだん》（ブロック）が房室結節《ぼうしつけっせつ》内で発生した場合は、通常は生命に影響しません。

しかし、電気刺激のブロックが房室結節より下部のヒス束《そく》で生じていると悪性度が高くなり、ヒス束よりもさらに下部の脚《きゃく》で生じている場合は、悪性度がより高くなり、生命への危険が増します。モービッツⅡ型房室ブロック（突然、心室への電気刺激伝導が遮断されて、その後再び回復する状態。上図参照）や完全房室ブロック（心室へ電気刺激が全く伝わらなくなった状態）と診断された場合は、できるだけ早く受診し、検査・治療を受けてください。（青沼和隆）

Q81

悪性疑いの房室ブロックにはどんな治療を行いますか？

房室《ぼうしつ》ブロックが悪性か良性かは24時間ホルター心電図検査や運動負荷心電図検査でほぼ見分けがつきますが、確定診断には心臓電気生理検査（Q25を参照）が必要です。

悪性の房室ブロックと診断された場合の唯一の治療法はペースメーカの植え込みです（Q94を参照）。ペースメーカによる治療を行わないと、1年間で30％強の患者さんが亡くなると報告されています。ペースメーカを植え込むことに抵抗があるかもしれませんが、この治療法により突然死を防げるのですから、植え込むことを強くおすすめします。

（青沼和隆）

ペースメーカの植え込み手術の治療がすすめられる完全房室ブロック

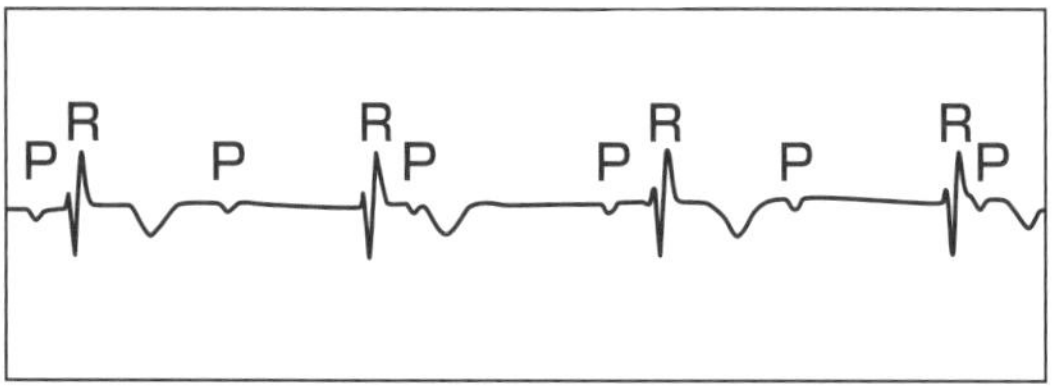

完全房室ブロックは心房から心室への電気刺激が全く途絶えた状態をいう。心室で補充収縮が生じ、心房と心室が勝手に収縮する。心電図では、ＰＲ波の間隔がバラバラになっている。

Q82 徐脈性心房細動といわれました。どんな不整脈？

心房《しんぼう》内のあちこちで電気刺激が発生し、心房が1分間に400〜600回と細かく震えて収縮している状態が心房細動《さいどう》です。

心房と同じ収縮の回数が心室《しんしつ》でも行われたら心停止の状態となってしまいます。それを防ぐために通常は、房室結節《ぼうしつけっせつ》が心房の興奮の心室への伝導を2回に1回、あるいは4回に1回などと調節しています。

心房細動が生じた場合、最初はこの房室結節の調節機能がうまく働かず、心房の収縮がそのまま心室に伝わり、脈が速くなります。ところが心房細動が長く続いてその状態が固定されると、房室結節の調節機能がきちんと働くようになり、脈が徐々に遅くなり、夜間などは脈がかなり遅くなります。これが徐脈性心房細動で、心房細動に房室ブロックが合併した状態です。

ほかの徐脈性不整脈同様、徐脈による倦怠《けんたい》感や息切れ、失神などが生じることがあります。徐脈を薬で確実に改善することは困難です。唯一の治療法はペースメーカの植え込みになります。

（青沼和隆）

Q83 脚ブロックとの診断で治療は不要といわれました。大丈夫？

洞結節《どうけつせつ》で発生した電気刺激が房室結節《ぼうしつ》からヒス束《そく》を通り、次に伝わるのが脚《きゃく》です。右心室側に右脚、左心室側に左脚があり、左脚はさらに左脚前枝《ぜんし》と左脚後枝に分かれます。脚ブロックはこの3本の脚のどこかで電気刺激の伝導が遮断《しゃだん》（ブロック）されている状態です。

1本の脚がブロックされても、残りの2本の脚がその働きを補うので大きな問題はありません。しかし、2本の脚がブロックされると、3本の脚すべてがブロックされる可能性が出てくるので注意が必要です。突然、3本すべての脚がブロックされると突然死につながることがあるからです。

脚ブロックと診断され治療が不要といわれた場合は、1本の脚のブロックにとどまっている状態と思われます。半年に1回程度、定期的に受診し、脚ブロックが進行していないかチェックしましょう。もしめまいや眼前暗黒感（目の前が真っ暗になる感じ）などの症状が現れたときはすぐに受診してください。

（青沼和隆）

第6章

薬物療法についての疑問 10

Q 84 不整脈の薬にはどんな種類がありますか？

不整脈の薬には、①不整脈そのものに対する薬（抗不整脈薬）と、②心房細動《しんぼうさいどう》の血栓《けっせん》予防薬、③不安を和らげる精神安定剤（抗不安薬）の大きく3種類があります。

抗不整脈薬はさらに、頻脈性不整脈に用いられる「心拍数を少なくする薬」と「心拍のリズムを整える薬」、徐脈性不整脈に対する「心拍を速くする薬」の3種類に分けられます。

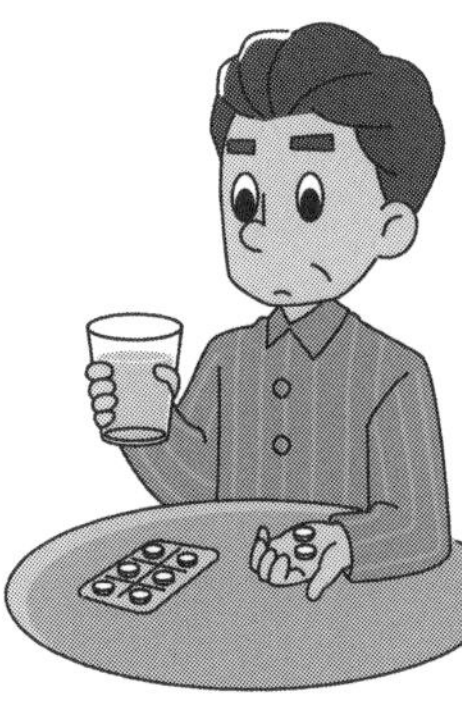

●抗不整脈薬〈心拍数を少なくする薬〉

電気刺激が発生する洞結節《どうけっせつ》や、電気刺激の流れの中継地点となる房室《ぼうしつ》結節に働きかけ、心拍数を減らす薬です。心房の異常な震えが止まるわけではありませんが、心房の異常が心室に伝わりにくくなるため、心室《しんしつ》の収縮が減り、ゆっくりした心拍になります。代表的なものとして「β《ベータ》遮断《しゃだん》薬」と「ジギタリス製剤」「カルシウム拮抗《きっこう》薬」があります。

・β遮断薬　交感神経（自律神経の一つで心身の働きを活発にする神経）の働きを抑え、電気刺激が心房から心室へ伝わりにくくします。

・ジギタリス製剤　心身を休ませる自律神経である副交感神経の働きを高めて、房室結節での伝導を抑えます。

・カルシウム拮抗薬　心筋（心臓の筋肉）の細胞には、カルシウムイオン、ナトリウムイオン、カリウムイオンというイオンのそれぞれ専用の通路（チャネルという）があります。電気刺激の発生や伝導はこれらのイオンが細胞に出入りすることで生じます。初めにナトリウムイオンが心筋細胞に流入することで興奮が始まり、その後、カルシウムイオンが流入して興奮が持続し、細胞内のカリウムイオンが細胞外に流出して興奮が収まります。この細胞の興奮が開始して収束するまでの間が心臓の収縮期から拡張期になります。

カルシウム拮抗薬は、カルシウムチャネルを遮断して、心臓の興奮の持続を抑えます。

●抗不整脈薬〈脈拍のリズムを整える薬〉

心房や心室の心筋に作用して心房や心室の興奮を抑えることで、乱れた拍動のリズムを整え、発作を起こりにくくします。代表的なものが「ナトリウムチャネル遮断薬」と「カリウムチャネル遮断薬」です。
・ナトリウムチャネル遮断薬　ナトリウムチャネルを妨げて、ナトリウムイオンの流入を遅らせて、心筋細胞の興奮を遅延させます。
・カリウムチャネル遮断薬　カリウムチャネルを遮断して、カリウムが細胞外に出るのを抑えます。その結果、心臓の拡張時間が延長します。

●抗不整脈薬〈心拍を速くする薬〉

徐脈性不整脈の治療の中心はペースメーカの植え込みです。しかし、ペースメーカの植え込みを希望しない患者さんや、寝たきりやがんの末期など全身状態が低下している患者さんの場合には薬物療法を用います。
・シロスタゾール　血液をサラサラにする抗血小板薬ですが、その副作用の一つに頻脈があります。この副作用を逆手にとって徐脈性不整脈の治療に用いられます。
・テオフィリン　洞結節と房室結節に多くある物質で、心拍数の減少や房室結節の伝導抑制をもたらすアデノシンという物質の働きを妨げて脈を速くします。

●心房細動の血栓予防薬

心房細動で心臓が細かく震えると、心房内で血液がよどみ血栓《こうそく》（血液の塊）ができやすくなります。これが心臓から出て脳の血管につまると、脳梗塞を起こします。血液を固まりにくくする薬（抗凝固薬という）で、心房内で血栓ができるのを防ぎます。ただし、健康診断でたまたま見つかったような心房細動や、無症状で脳梗塞の危険が全くない心房細動の場合は服用の必要はありません。

・ワルファリン　これまで長く使用されてきた薬です。しかし、効きすぎると消化管出血や脳出血が起こりやすいため、定期的に血液検査を行い、血液の固まり具合をチェックし、細かい服用量を調節する必要があります。また、納豆などの食事制限が必要です（Q88を参照）。

・直接経口抗凝固薬（DOAC《ドアック》）　2011年から登場した新型抗凝固薬で、効果の現れ方が安定しているため、定期的な血液検査が必要ありません。脳出血のリスクも低いとされています（Q88を参照）。

●不安を和らげる精神安定剤（抗不安薬）

不整脈の発作が心配でしかたがないという場合に処方されます。精神安定剤の大半は脳の活動を抑制するGABA《ギャバ》という神経伝達物質の働きを強めるベンゾジアゼピン系の薬です。

（栗田康生）

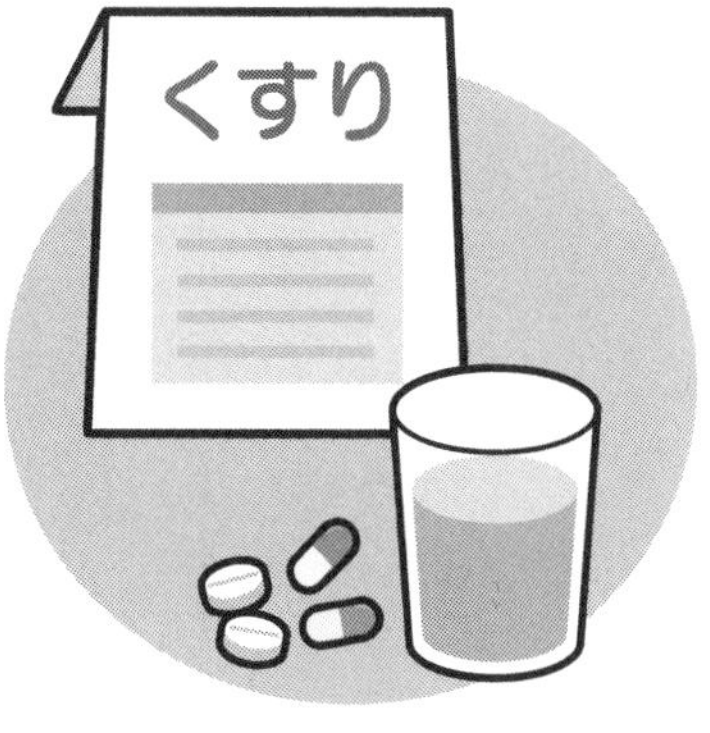

<table>
<tr><th>代謝排泄経路</th><th>適用不整脈</th><th>重篤な副作用</th></tr>
<tr><td>腎臓</td><td rowspan="2">洞性頻脈
上室期外収縮
心房細動
発作性上室頻拍
心室期外収縮</td><td rowspan="2">気管支ぜんそく、脱力感、血圧低下</td></tr>
<tr><td>肝臓</td></tr>
<tr><td>腎臓</td><td>心房細動
発作性上室頻拍</td><td>徐脈、心房性頻拍、食欲不振、嘔吐</td></tr>
<tr><td>肝臓</td><td>発作性上室頻拍
心房細動・粗動
発作性上室頻拍</td><td>徐脈
心室頻拍、無顆粒球症
房室ブロック、血圧低下</td></tr>
<tr><td>肝臓／腎臓</td><td rowspan="3">上室期外収縮
心房細動・粗動
発作性上室頻拍
心室期外収縮
心室頻拍・心室細動</td><td rowspan="3">排尿排便障害、失神、心室頻拍、低血糖</td></tr>
<tr><td>腎臓</td></tr>
<tr><td>肝臓／腎臓</td></tr>
<tr><td>肝臓</td><td rowspan="2">心室頻拍・心室細動
一部の心房細動</td><td rowspan="2">間質性肺炎、徐脈、甲状腺機能異常、
無顆粒球症、角膜色素沈着</td></tr>
<tr><td>腎臓</td></tr>
</table>

※詳細は薬剤添付文書あるいは医師・薬剤師の指示に従う。

<table>
<tr><th>代謝排泄経路</th><th>適用不整脈</th><th>重篤な副作用</th></tr>
<tr><td>肝臓</td><td>洞不全症候群</td><td>動悸（頻拍）、不眠、めまい、頭痛、
食欲不振、吐きけ</td></tr>
</table>

※詳細は薬剤添付文書あるいは医師・薬剤師の指示に従う。

頻脈性不整脈に用いられる主な薬

	種類	一般名（商品名）
心拍数を少なくする	β遮断薬	アテノロール（テノーミン）
		ビソプロロールフマル酸塩（メインテート）
		メトプロロール酒石酸塩（セロケン）
		プロプラノロール塩酸塩（インデラル）
		カルベジロール（アーチスト）
	ジギタリス製剤	ジゴキシン（ジゴシン）
	カルシウム拮抗薬	ベラパミル塩酸塩（ワソラン）
		ベプリジル塩酸塩水和物（ベプリコール）
		ジルチアゼム塩酸塩（ヘルベッサー）
脈拍のリズムを整える	ナトリウムチャネル遮断薬	ジソピラミド（リスモダン）
		シベンゾリンコハク塩酸(シベノール)
		ピルシカイニド塩酸塩水和物（サンリズム）
		フレカイニド酢酸塩（タンボコール）
	カリウムチャネル遮断薬	アミオダロン塩酸塩（アンカロン）
		ソタロール塩酸塩（ソタロール）

徐脈性不整脈に用いられる主な薬

種類	一般名（商品名）
フォスフォジエステラーゼ阻害薬	シロスタゾール（プレタール）
	テオフィリン（テオドール）

Q85 不整脈の薬はどうやって選択されるのですか？

まず、その患者さんの不整脈が心房《しんぼう》（上室《じょうしつ》）性か心室《しんしつ》性かによって選ぶ薬が異なります。

服用した薬は肝臓で分解（代謝）されたのち、腎臓《じんぞう》から尿中へと排泄《はいせつ》されます。薬によって、肝臓で１００％代謝されるもの、30％程度しか代謝されずに残りは腎臓から尿中へ排泄されるものなどいろいろです。高齢者は肝臓や腎臓の機能が低下していることが多く、薬の代謝・排泄が遅くなり薬の血中濃度が下がらず、効きすぎることがあります。そのため高齢者の場合、薬それぞれの代謝・排泄経路を考慮して選択する必要があります。肝臓や腎臓の病気を合併している人の場合も、こうした代謝・排泄経路は薬を選ぶさいの重要な指標となります。

不整脈の薬の中には心臓の働きを悪くする副作用を持つものがあります。このタイプの薬は狭心症《きょうしん》、心筋梗塞《こうそく》などの虚血性心疾患《しっかん》や心不全のある人には使えません。処方のさいには投与量も考慮します。高齢者のように肝臓や腎臓の機能が低下している人の場合、通常の投与量より少なくするなどの調節が必要です。

（栗田康生）

Q86 ある薬が効かない場合は別の薬の選択肢はありますか？

　同じ頻脈性不整脈の薬でも作用のしかたは薬によってさまざまです（Q84を参照）。例えば、心拍数を少なくする薬を服用してもあまり効果がなかったけれど心拍のリズムを整える薬に変更したら効果が得られた、あるいはその逆のケース、いずれもよく見られます。

　また、心拍数を少なくする薬、心拍のリズムを整える薬の中でも、作用が異なる薬が多種あります。それぞれの中で、薬を変更することもあります。

　頻脈性不整脈で、2～3回薬を変更しても十分な効果が得られない場合は、カテーテルアブレーション治療（Q101を参照）など非薬物療法を検討してもいいと思います。（栗田康生）

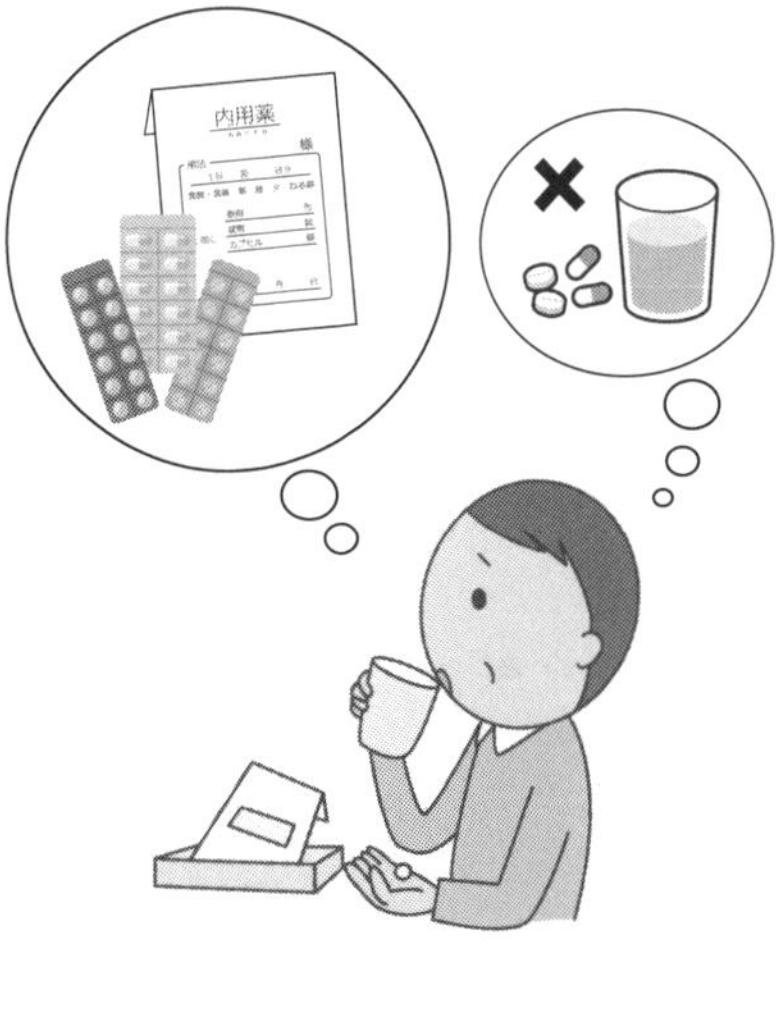

Q87 不整脈は薬で治るものですか？

不整脈の薬は不整脈そのものを根治するものではありません。不整脈を起こりにくくしたり、不整脈による症状を抑えたりすることを目的としています。

徐脈性不整脈の場合、薬でその目的を果たせるかというと、あまり効果がないのが現状です。したがって、ペースメーカの植え込みが治療の第一選択となります。

頻脈性不整脈では、その種類によっては、薬物療法のみで不整脈が起こりにくくなったり、症状が抑えられたりすることがあります。

発作がたまにしか出ない場合には、薬を毎日服用しつづけるのではなく、発作が起こったときだけ頓服《とんぷく》する方法もあります。また、発作の再発防止のために薬を服用することもあります。

薬のみでは効果が不十分で、特に突然死のリスクが高い不整脈の場合は、非薬物療法が必要になる場合が少なくありません。実際、発作性心房細動《しんぼうさいどう》はカテーテルアブレーション治療（Ｑ１０１を参照）のほうが不整脈の薬を用いるよりも再発率が低いことがわかっています。

（栗田康生）

Q88 最新の画期的な不整脈の薬はありますか？

心房《しんぼう》だけに作用して心室《しんしつ》への副作用をさける薬が一時開発され、臨床治験されたことがありますが、製品化に至っていません。

不整脈そのものをターゲットにした薬ではありませんが、不整脈に関連した薬に心房細動《さいどう》で最も懸念される血栓《けっせん》（血液の塊）を防ぐ抗凝固薬があります。これについては2011年より画期的な薬が出ています。

抗凝固薬として長い間使われてきたのがワルファリンです。ワルファリンの効果は高いのですが、個人によってその効果の程度に差があります。また、ワルファリンは血液中の凝固成分を増やすビタミンKの働きを阻害することで抗凝固作用を発揮します。そのため、ワルファリンを服用している人が納豆に代表されるビタミンKを多く含む食べ物を摂取するとワルファリンの抗凝固作用が追いつかず、結果としてワルファリンの効果を弱めてしまうのです。

また、ワルファリンは効きすぎると消化管出血や脳出血などの副作用が起こることがあります。それを防ぐために、ワルファリンの服用中は1～2カ月に1回採血して、その人にとっての服用量を細かく調整しなければなりません。

こうしたワルファリンの欠点を解消する薬として2011年から次々に登場したのが直接経口抗凝固薬（DOAC《ドアック》）です。DOACは血液を固める凝固因子に直接作用します。薬の効き具合に個人差が少なく、細かい服用量の調節は不要なので、毎回採血する必要もありません。

副作用については、脳出血の頻度はワルファリンに比べ少ないとされていますが、消化管出血は多いと報告されています。

また、腎《じん》機能が低下している人には適さなかったり、薬の価格が高かったりする課題があります。

（栗田康生）

新しいタイプの抗凝固薬の種類と特徴

分類	一般名（商品名）	特徴
直接経口抗凝固薬	ダビガトラン（プラザキサ）	・効果の現れ方に個人差が少ない。 ・脳出血がワルファリンよりも起こりにくい。 ・食品の制限はない。 ・重度の腎機能低下の人の場合は使えない。 ・高価である。
	リバーロキサバン（イグザレルト）	
	エドキサバン（リクシアナ）	
	アピキサバン（エリキュース）	

Q89 不整脈の薬の副作用を教えてください。

脈を遅くするタイプの抗不整脈薬の場合、徐脈になりすぎて房室《ぼうしつ》ブロックなどの徐脈性不整脈が引き起こされることがあります。

体内に取り入れられた薬は肝臓で分解（代謝）されたのち、腎臓《じんぞう》から尿中へと排泄《はいせつ》されます。薬の種類によって肝臓での代謝される割合が高いものと、腎臓からの排泄される割合が高いものがあります。肝臓代謝タイプの薬では肝臓機能障害、腎臓から排泄される割合が高いタイプは腎臓機能障害を生じやすいことが報告されています。

薬には、一般に病気を起こしていない部分にも作用してしまう副作用があります。抗不整脈の薬では、**高齢者にしばしば見られる抗コリン作用が問題になります。**抗コリン作用とは、副交感神経（自律神経の一つで休息時に優位になる）を刺激して消化管運動などを活発にするアセチルコリンという神経伝達物質の働きを妨げる作用をいい、尿閉（尿が出なくなること）や便秘、緑内障の悪化などが見られます。

また、**膵臓《すいぞう》に作用して血糖値を下げるインスリンの分泌《ぶんぴつ》が促進され、低血糖を誘発する薬もあります。**

一部の不整脈の薬には、甲状腺《せん》ホルモンのバランスがくずれる甲状腺機能異常や主に肺を支える役目をする間質に炎症を生じる間質性肺炎、無顆粒球症など重《じゅう》篤《とく》な副作用が現れます。ちなみに、無顆《か》粒《りゅう》球症とは血液中の白血球のうち、体内に入った細菌を殺す重要な働きをする顆粒球が著しく減少する病気です。

そのほか、口の渇き、頭痛、倦《けん》怠《たい》感、食欲不振、嘔《おう》吐《と》などが生じることがあります。

また、たいていの抗不整脈薬には副作用として新たな不整脈を引き起こす可能性があります（催不整脈作用という）。これについてはQ93でくわしく解説しています。

（栗田康生）

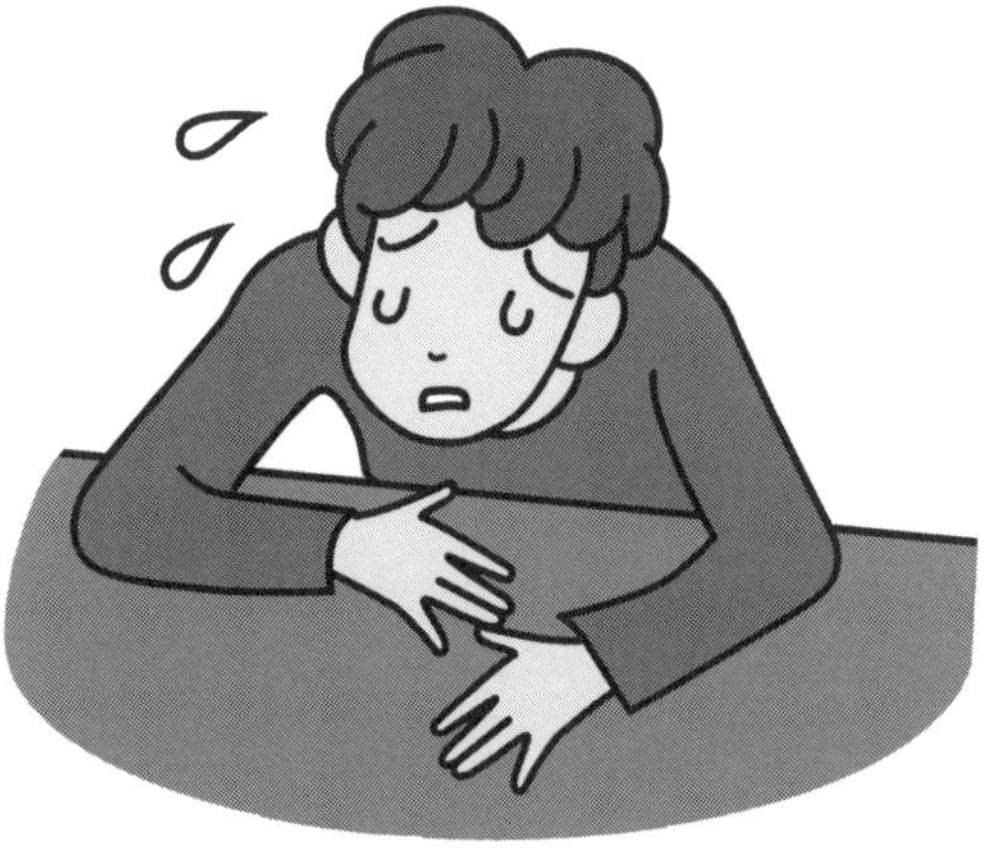

医師の指示に従って薬を服用すること。自己判断で服用を中止してはいけない。気になる症状が現れたときは速やかに医師または薬剤師に相談する。

Q90 不整脈がよくなっても薬は飲みつづけないといけない？

カゼが治ると薬の服用は不要になるのと異なり、不整脈の場合は、発作を止めるだけでなく、発作の再発を予防することも重要です。発作を止めるのに効果を示した薬をそのまま発作予防のために継続することもあります。その場合、服用量を増減することがあります。

ただし、薬を服用している間は、受診のたびに12誘導心電図検査を受けることになります。

一方で、根治治療法であるカテーテルアブレーション治療が成功すると、これまで予防のために服用していた薬が不要となる場合もあります。

心房細動《しんぼうさいどう》の血栓《けっせん》（血液の塊）予防のための抗凝固薬は、服用をやめるとその時点から血栓が生じる可能性が高くなります。

したがって、心房細動に対する抗凝固薬は基本的に生涯、飲みつづけることになります。

（栗田康生）

Q 91 不整脈のワルファリンの薬を間違って多く飲みました。大丈夫ですか？

ワルファリンはもともと効果に個人差が大きく、服用量も各人で異なります。担当医から指示された所定の量を厳守して服用することが大切です。**出血傾向がない人が、指定された量より多く服用したのが1回程度であれば大丈夫です。**それ以降はこれまでどおりに服用してください。

何日も増量して服用した場合は、以降の服用を中止し、担当医を受診し、ＰＴ-ＩＮＲといわれる凝固系検査を受ける必要があります。ＰＴ-ＩＮＲは採取した血液が、凝固するまでにどれほどの時間がかかったのかを測定する検査です。

ワルファリンを服用中は、ＰＴ-ＩＮＲの値を1・6～2・6にコントロールすることが推奨されています。3・0を超えている場合は休薬、4・0を超えるとワルファリンの効きすぎによる出血の副作用の危険が高くなるので、ただちにビタミンＫなどの薬でワルファリンの作用を弱める必要があります。

（栗田康生）

Q92 不整脈の薬と飲み合わせの悪い食べ物はある？

よく知られているものにグレープフルーツがあります。

カルシウム拮抗《きつこう》薬やアミオダロン塩酸塩とグレープフルーツをいっしょに摂取すると、薬が効きすぎることがあるので注意が必要です。これはグレープフルーツに含まれるフラノクマリン類という成分が肝臓や小腸粘膜にある代謝酵素（体内で行われる化学反応を助ける物質）の働きを阻害するため、薬の代謝が妨げられて血中濃度が上がることが原因です。

フラノクマリン類は、グループフルーツだけでなく、**ザボン**、**ハッサク**、**夏ミカン**、**イヨカン**などにも含まれます。温州ミカンやバレンシアオレンジ、カボスなどはフラノクマリン類を含まないのでいっしょに食べても大丈夫です。

ワルファリンについては、ビタミンKを多く含む**納豆**や**クロレラ**、**青汁**などといっしょにとると薬効が弱まります（Q88を参照）。

ハーブのセントジョーンズワートは、ワルファリンやナトリウムチャネル遮断《しゃだん》薬の効きめを弱くするので一緒にとらないでください。

（栗田康生）

Q93 副作用で不整脈を起こすというのは本当？

「不整脈の薬を服用して不整脈を起こすことがある」と聞くと「まさか」と思うかもしれませんが、本当です。しかも、ほとんどの抗不整脈薬にこの副作用が起こる可能性があります。抗不整脈薬によって、新たな不整脈が生じたり、既存の不整脈が悪化したりすることを「催不整脈作用」といいます。

抗不整脈薬が強く効きすぎると、心電図のQT間隔が過度に延長し、特殊な多形性心室頻拍《しんしつひんぱく》を引き起こすことがあります。また、心房細動《しんぼうさいどう》の発作を防ぐ薬が心房粗動《そどう》を誘発することも見られます。

また、抗不整脈薬以外にも、不整脈を生じる可能性を持つ薬があります。ぜんそくの薬や間欠性跛行《かんけつせいはこう》（少し歩くと足が痛んで歩けなくなり、少し休むとまた歩けるようになること）の薬がその代表です。

消化管内視鏡検査（手術）のさいに消化管の運動を抑えるため事前に投与する薬には頻脈を生じる可能性があるので、消化管内視鏡検査（手術）を受けるときは不整脈があることを事前に申告しておく必要があります。

（栗田康生）

第7章

手術（非薬物療法）について の疑問20

Q 94 ペースメーカをすすめられました。どんな治療？

徐脈性不整脈は一般に薬物療法では対応できません。唯一の治療法と考えられているのがペースメーカという機器を体の中に植え込むことです。ペースメーカは、不整脈の発作が起こって拍動が遅くなると、それを感知し自動的に電気刺激を心筋（心臓の筋肉）に送り、心拍数を増やして必要に応じた拍動を維持する働きをします。そのため、ペースメーカは「心臓の調律師」とも呼ばれます。

ペースメーカは、電子部品と電池が含まれるジェネレーターという本体と、そこから心臓に電気刺激を送るための電極がついたリード（導線）から構成されています。本体は楕円《だえん》形をしていて、大きさは種類によって異なりますが、おおむねマッチ箱サイズ（4・5センチ×4・5センチ、厚さ6～7ミリ）程度で、重さは20～30グラムほどと非常に小さいものです。これを右か左の胸の皮膚の下にポケットを作り植え込みます。

リードは一般に肩の腋窩《えきか》静脈から挿入します。不整脈の種類によって、右心室《しんしつ》に1本だけリードを挿入する場合（徐脈性心房細動《しんぼうさいどう》など。シングルチャンバペースメーカという）と、右心室に加え右心房にもリードを挿入する場合（房室《ぼうしつ》ブロックなど。デュアルチャンバペースメーカという）があります。

多くの機種は、拍動が少ないことを感知したら、ペースメーカから心臓を収縮させる電気刺激を放出し、拍動が正常に維持されていることを感知したときには電気刺激を出さずに休む設定になっています。

ちなみに２０１９年には約４万４千人余り（日本不整脈デバイス工業会による）の患者さんが新規にペースメーカの植え込みを行っています。

（栗田康生）

ペースメーカ療法とは

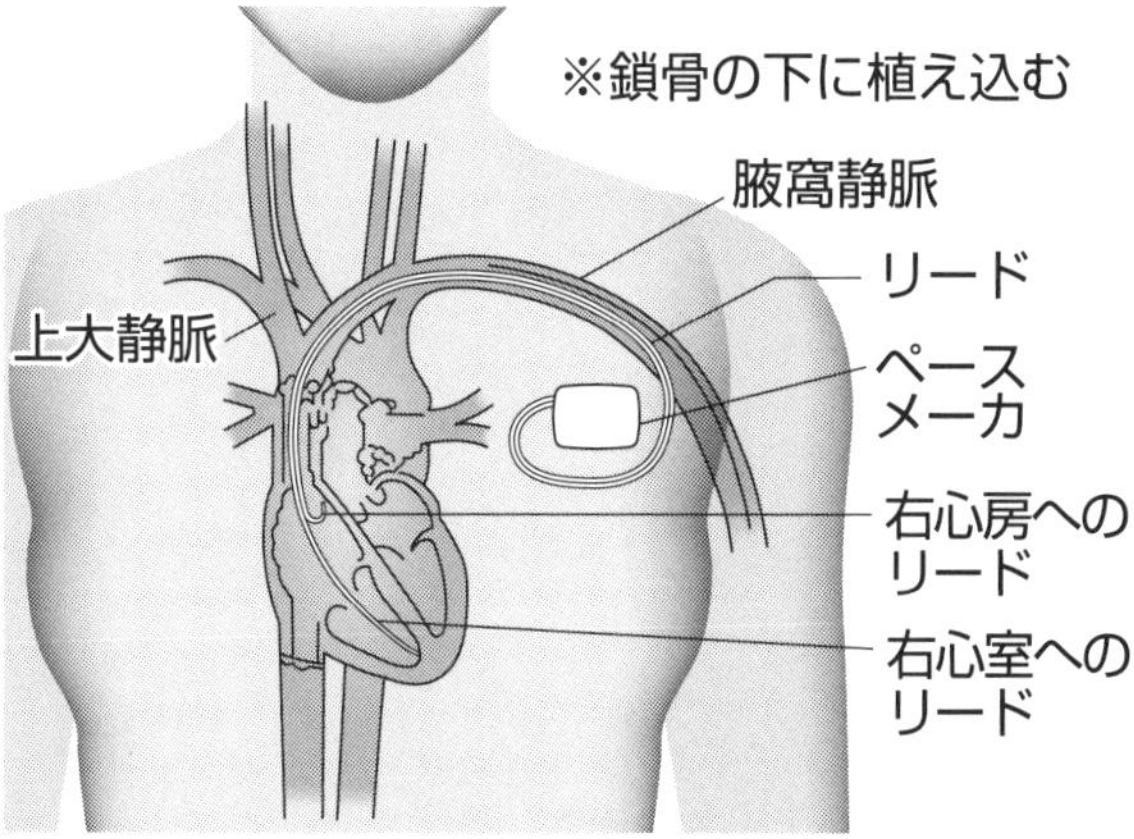

ペースメーカは、人工的な電気刺激を心筋に送って心臓の拍動を保つ機器。血管を通して電極を心臓内に植え込み、心臓の拍動が遅くなりすぎるとそれを感知し、拍動のリズムを正常な状態に調節する。本体の厚みは6〜7ミリほどで、重さは20〜30グラム。外見からは、ペースメーカが植え込まれていることはほとんどわからない。

Q 95 ペースメーカを植え込む手術は大変ですか？安全性は？

ペースメーカの植え込み手術は、鎖骨《さこつ》のやや下を5㌢ほど浅く切開し、本体を入れるポケットを作ります。さらに鎖骨の下にある腋窩《えきか》静脈からリードを心臓に到達させて留置させたのち、ジェネレーター（本体）と接続します。リードを電気刺激が伝わる場所にうまく留置できるかどうかで手術時間は異なってきますが、おおむね1～2時間で終了します。

手術は局所麻酔で行われるのでほとんど痛みはなく、手術当日に歩くことができます。切開した皮膚は約1週間後に抜糸となり、ペースメーカの作動を最終チェックして問題がなければ退院できます。

ペースメーカの植え込み手術は体への負担が極めて小さく、高齢の人やほかに重い病気がある人でも安全に行うことができます。

とはいえ、手術に伴う合併症は皆無ではありません。ジェネレーターやリード、ポケットへの細菌感染症や、リードを静脈内に入れるときに肺を傷つけてしまい空気が漏れる気胸《ききょう》、リードを心臓に留置させるさいに心臓の壁に穴をあけてしまう心臓穿孔《せんこう》などの合併症が報告されています。

一般に手術は手術室あるいは心臓カテーテル室（血管造影室）で行われ、医師のほか、看護師、臨床工学技士、臨床放射線技師など多くのスタッフが管理する安全体制がとられています。（栗田康生）

ペースメーカの植え込み手術による主な合併症

ペースメーカの植え込み手術は体への負担が極めて小さく、安全性の高い手術。しかし、発生率は非常に少ないものの、手術に伴う合併症が起こることがある。主な合併症として以下のものがある。

手術中

・気胸：リードを静脈内に入れるときに肺を傷つけてしまい空気が漏れる。
・心臓穿孔：リードを留置させるさいに心臓に穴をあけてしまう。
・心タンポナーデ：心臓穿孔により、心臓を覆っている心外膜の間にある心嚢液《しんのう》という液体がたまる。
・造影剤アレルギー：血管造影に用いる造影剤によるアレルギー。
・その他：縫合不全、出血　など

手術後

・細菌感染症：ジェネレーターやリード、ポケットへ細菌が付着することで生じる。
・リードの移動・離脱：手術後にリードの位置がずれる。
・その他：不快感、疲労　など

Q96 ペースメーカをつけるメリット・デメリットを教えてください。

ペースメーカをつける**最大のメリットは最低限必要な心拍数を確保できる**ことです。かつてのペースメーカは、安静時も運動時も同じ心拍数で調整していましたが、現在のほとんどの機種は体の動きに合わせて、例えば運動時には心拍数を増やし、安静時には作動しないというように心拍数の増減ができるようになっています。

一方、ペースメーカのデメリットとしてあげられるのが、**ペースメーカが外部からの電磁波や電気の影響を受けるため、低周波治療器や筋肉増強器などの使用をさけるといった日常生活の中での注意が必要なこと**です（Q97を参照）。また、医療機関によって異なりますが、通常は3ヵ月～1年に1回、機器の作動状況などを調べるために受診しなければなりません。

徐脈性不整脈の人がペースメーカを植え込まないでいると、めまいや失神などの症状に悩まされることを考慮すれば、やはり植え込むメリットのほうが大きいと考えます。

（栗田康生）

Q 97 ペースメーカをつけると日常生活に制限がありますか？

ペースメーカ植え込み手術直後は、リードの移動をさけるため、１カ月間は植え込んだ側の腕を肩より高く上げることは制限されますが、それ以降は特に運動制限はありません。ただし、植え込み部位に負担のかかる肩かけリュックの使用や、みこしをかつぐといった動作はさけたほうが無難です。

ペースメーカは電磁波の影響を受けると誤作動を起す可能性があるので要注意です。低周波治療器や筋肉増強器、電気風呂などの使用はさけてください。店舗などに設置されている盗難防止ゲートは中央を速やかに通過します。ペースメーカ植え込み付近の胸ポケットに電源を入れたまま携帯電話を入れることはやめてください。

なお、以前は検査できなかったＭＲＩ検査も、最近の機種によっては条件つきで検査可能となっています。ペースメーカ植え込み手術後に失神が起こらなければ、自動車の運転は原則可能です。手術を受けた所定の診断書を添えて住民票のある市区町村に身体障害者の申請をすると１、３、４級のいずれかに認定されます。

（栗田康生）

Q 98 ペースメーカをつけてから動悸が起こるようになりました。大丈夫？

ペースメーカ植え込み手術により徐脈は改善できても、その人の自発的な頻拍《ひんぱく》はペースメーカを植え込んでも治りません。

例えば、洞不全《どうふぜん》症候群で植え込み手術を行った人は、植え込み前から心房細動《しんぼうさいどう》を合併していることが多々あり、植え込み後に動悸《どうき》を訴えることがあります。この場合は、植え込み後に抗不整脈薬などの服用が必要です。脈が遅くなる薬を服用してもペースメーカ植え込み後であれば脈が遅くなりすぎることはないので、医師に抗不整脈薬の追加などを検討してもらうといいでしょう。

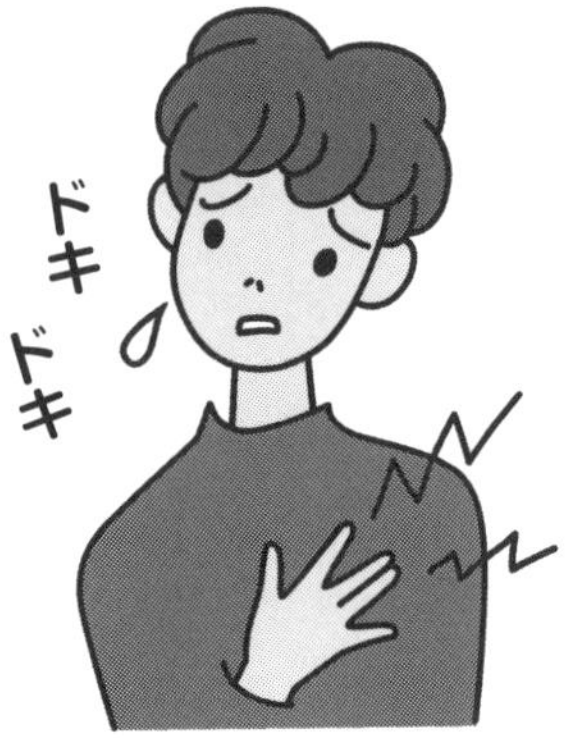

まれに心房と心室《しんしつ》の拍動が合わずに動悸として感じることがあります。ペースメーカを植え込んだ患者さんを専門に診るペースメーカデバイス外来で相談することをおすすめします。

（栗田康生）

Q99 ペースメーカはいずれ交換が必要ですか？

ペースメーカのジェネレーター（本体）の中にはＩＣ回路のほかに、電池が含まれています。電池は充電できないため、10年前後で交換が必要です。ただし、その人がもともと抱えている不整脈によってペースメーカへの依存度が異なるため、それによって電池の消耗《しょうもう》期間は異なります。私の患者さんの中には、短いと5年弱、長いと15年間もつ人もいます。

交換手術は、前胸部のペースメーカ上の皮膚を小切開し、ジェネレーターを取り出します。リードとジェネレーターの接続をはずし、不具合がなければリードをそのまま使用して、ジェネレーターのみを新しいものと交換し、切開した皮膚を縫い合わせたら終了です。

手術の所要時間は1時間弱と短時間ですが、交換手術は初回の植え込み時より感染症を起こす頻度が高いので、十分な抗菌薬が投与されます。

万一、リードに不具合があり、リードの抜去が必要となった場合は、所定の施設でレーザーを用いたリード抜去手術を受けることになります。

（栗田康生）

Q100 新型のリードレスペースメーカはおすすめですか?

リードレスペースメーカとは、文字どおりリードがないペースメーカで、電子部品と電池、電極が一体化されたものです。その適応は徐脈性心房細動《しいぼうさいどう》のみです。

リードレスペースメーカは足のつけ根の静脈からカテーテルを挿入し、機器を心臓内に送り込み、右心室《しんしつ》の壁に取りつけ、先端の電極を通じて心室へ電気刺激を送るものです。

切開をしないため前胸部に傷が残らず、美容上の利点があります。また、従来のペースメーカで生じていた皮下ポケットからの感染症のリスクがなくなります。さらに、リードレスペースメーカも条件つきでMRI撮影に対応できます。

しかし、今のところリードレスペースメーカの電池は交換できないため、電池残量が減少した場合は2個めのリードレスペースメーカあるいはリード線とジェネレーターを新たに埋め込む必要があります。

従来のペースメーカ、あるいはリードレスタイプにするかは医師と十分に相談し、総合的に考えて判断することが大切です。

（栗田康生）

Q 101 カテーテルアブレーションという治療法はどんなもの？ 安全ですか？

不整脈に対するカテーテルアブレーション治療法とは、心臓の中の不整脈の原因部位を、細いカテーテルの先端を用いて破壊することで根治させるものです。カテーテルとは直径２ミリ程度の細長い管をいい、それを血管を介して心臓内に挿入し、体外からの遠隔操作で治療を行います。

カテーテルアブレーション治療が開始されたのは１９８０年代で、当初はエネルギーに直流電流が使われていました。その後、改良が進み、現在主流である高周波電流による治療が１９９０年代初頭に日本に導入されました。

治療対象となる不整脈は多岐にわたり、発作性頻拍《ひんぱく》、心房細動《しんぼうさいどう》、心房粗動《そどう》、心房頻拍、心室《しんしつ》頻拍、上室《じょうしつ》・心室期《しんしつき》外《がい》収縮などが一般的に治療の対象となります。

治療効果は不整脈の種類によって異なり、発作性頻拍や心房粗動などのように１００％に近い成功率をあげられる不整脈もある一方で、持続性心房細動、心室頻拍などのように60～80％程度の成功率にとどまる不整脈もあります。

カテーテルアブレーションは心臓の手術なので、合併症のリスクがあります。一般的なのは、心タンポナーデ（心臓に穴があき、心臓を覆っている心外膜の間にある心嚢《しんのう》液がたまる状態）や脳梗塞《こうそく》、房室ブロック、出血、血管や神経、食道など心臓周囲組織の傷害があげられます。

（山根禎一）

カテーテルアブレーションのしくみ

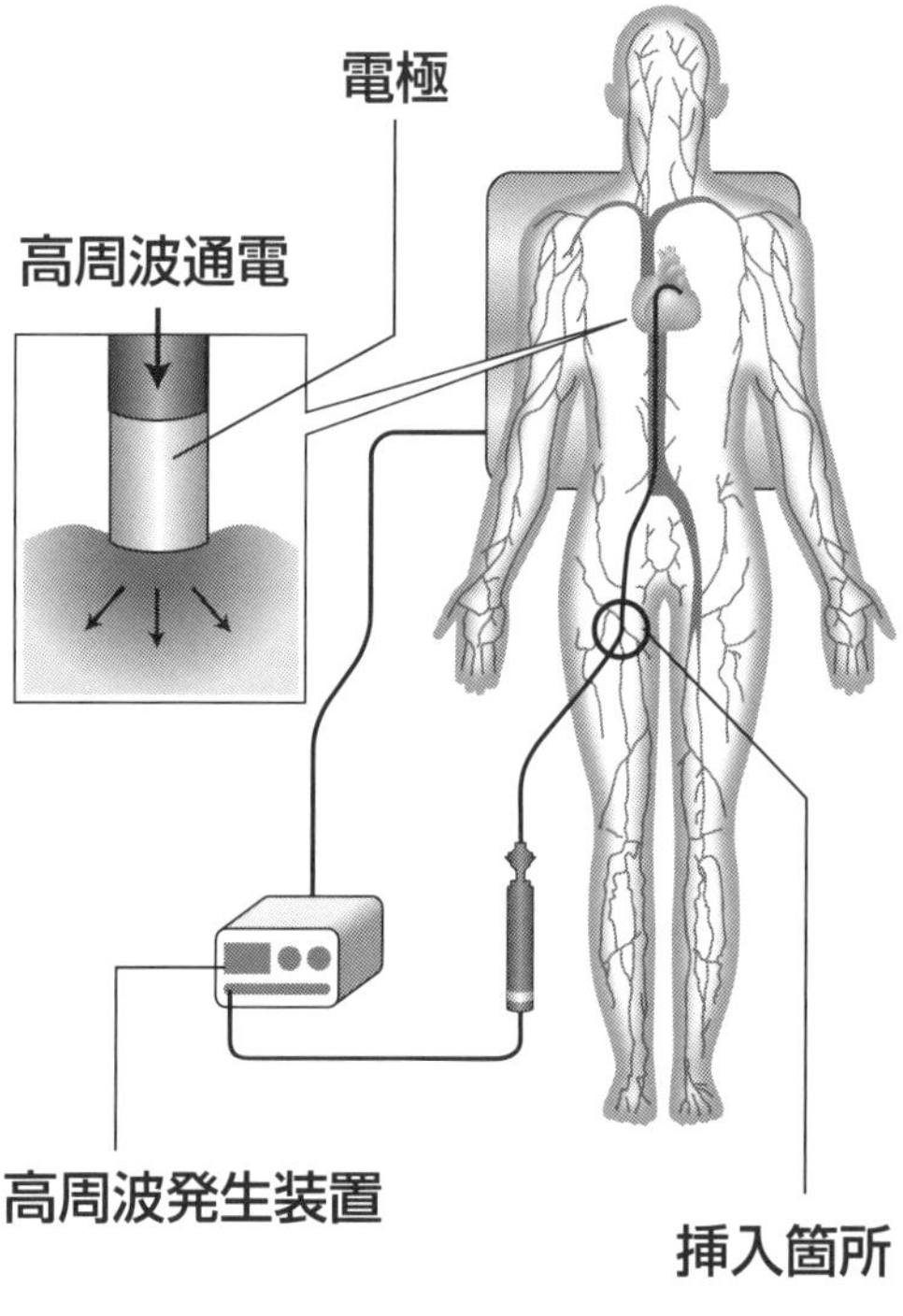

カテーテルを大腿静脈から入れて心臓内に送り込み、高周波電流で不規則な電気信号の伝達経路を断ち切る方法。
カテーテルを左心房まで到達させ、肺静脈の接合部を42～45度Cの高周波電流で焼灼する。

Q 102 カテーテルアブレーションで心房細動が根治できますか？成功率は？

Q53で説明したように、心房細動《しんぼうさいどう》は進行性疾患《しっかん》なので、その進行程度によってカテーテルアブレーションの成功率は大きく異なります。ここでいう「成功」とは、根治または軽快を指します。

施設によって異なりますが、進行が軽度である発作性心房細動の場合には、カテーテルアブレーションで心房細動が消失する成功率は約90％です（一度の手術では治まらずに複数回手術を要する人も含める。以下同）。

中等度に進行した持続性心房細動の場合の成功率は70〜80％程度であり、さらに高度に進行した長期持続性心房細動の場合には、50〜60％程度といわれています。

（山根禎一）

**心房細動における
カテーテルアブレーションの治療成績**

発作性心房細動	約90％
持続性心房細動	70〜80％
長期持続性心房細動	50〜60％

※一度の手術では治まらずに複数回手術を要する人も含める

Q 103 心房細動に対するカテーテルアブレーションはいつ受ければいいですか？

心房細動《しんぼうさいどう》は基本的には生命に影響しない良性疾患《しっかん》であり、「いつまでにカテーテルアブレーションを受けなければいけない」というようなことはありません。

しかし一方で、心房細動は進行性疾患《しっかん》で、発作性から持続性、慢性へと進行するにつれて治すことは難しくなっていきます（Q53を参照）。がんがそうであるように、進行性疾患の治療の原則が「早期発見・早期治療」であることを考えれば、**心房細動と診断されてからあまり時間をあけずにカテーテルアブレーションを受けることが、根治させるためのコツの一つでもあります。**

とはいえ、カテーテルアブレーション手術による合併症のリスクはゼロではないので、医師とよく相談して納得したうえで受けることが大切です。

（山根禎一）

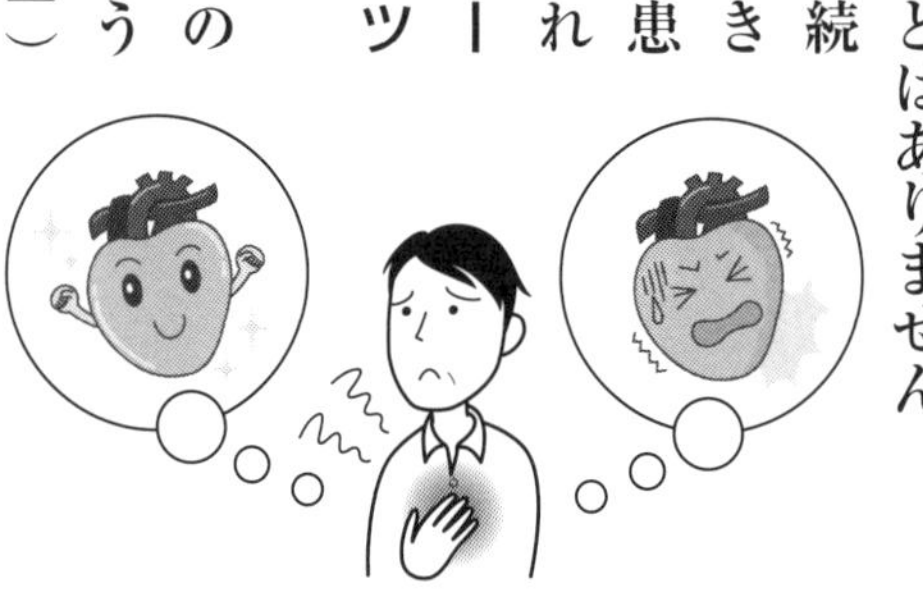

進行性疾患の治療の原則は、早期発見・早期治療。医師とよく相談することが大切。

Q104 心房細動に対するカテーテルアブレーションはどのように行われますか？

通常、心臓の中に複数（2～5本程度）のカテーテルを挿入します。カテーテルは鼠径部《そけいぶ》（足のつけ根）や肩（鎖骨《さこつ》の下）、頸部《けいぶ》（首）の血管を穿刺《せんし》して挿入します。麻酔方法は施設によって異なりますが、局所麻酔に加えて静脈麻酔薬を使用して全身麻酔を行うことが多いです。

心房細動《しんぼうさいどう》では左心房に流れ込んでいる肺静脈付近から異常な電気刺激が発生していることから、心房細動の治療の基本は、肺静脈内の心筋（心臓の筋肉）を左心房本体の心筋から電気的に隔離することです。そのため、肺静脈入口部周辺をカテーテル先端で焼灼《しょうしゃく》（焼き切ること）します。さらに進行したタイプの心房細動（持続性および慢性心房細動）の場合には、肺静脈以外の場所にも原因が波及していることが多く、心房内のさまざまな部位の焼灼を行うことがあります。

治療に要する時間は患者さんによって異なりますが、2～4時間くらいのことが多いです。また、3泊4日程度の入院が必要です。

（山根禎一）

Q 105 心房細動に対するカテーテルアブレーションの症例を教えてください。

比較的典型的な症例を2例紹介します。

症例① 発作性心房細動《しんぼうさいどう》（57歳　男性）

数ヵ月前から、動悸《どうき》と胸部の不快感（息苦しさ）の症状がときどきありました。数分から1時間程度で自然に治まるものの心配になり、家の近くの循環器内科クリニックを受診しました。

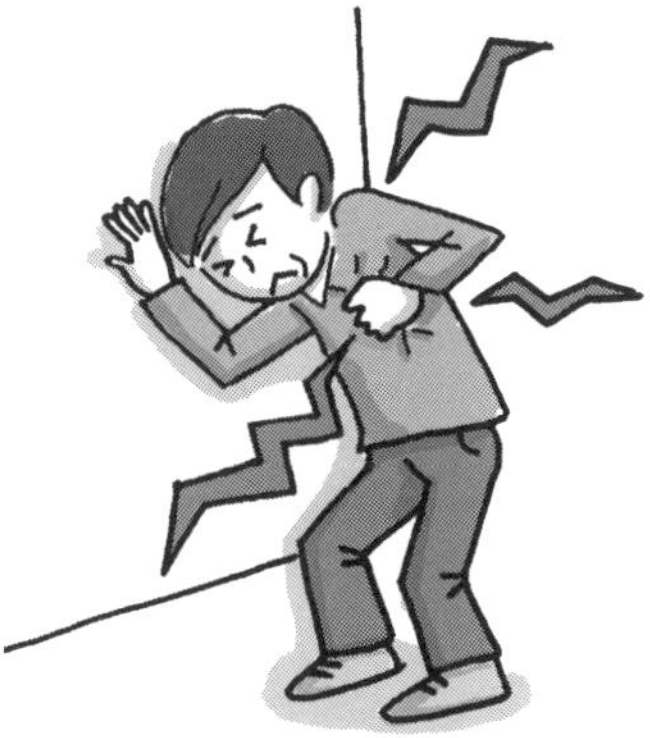

外来での12誘導心電図検査（Q19を参照）では異常は認められなかったのですが、24時間ホルター心電図（Q19を参照）を記録したところ、30分程度持続する心房細動の出現が記録されました。そして心房細動の出現と同じタイミングで以前から生じている動悸と息苦しさの症状が出現していたのです。専門医の意見を聞きたいということで、当院を紹介され受診となりました。

この患者さんはくり返し生じている発作性心房細動で、薬物治療およびカテーテルアブレーションの二つの選択肢が考えられました。薬物治療の場合には内服治療を継続する必要がありますが、カテーテルアブレーションの場合は根治をめざす治療であることから、この患者さんはカテーテルアブレーションを選択しました。

３泊４日の入院中の２日めに約２時間のカテーテルアブレーション手術を行い、合併症などはなく退院となりました。その後、動悸や息切れなどの症状は全く現れなくなり、術後１年間の通院中の各種検査においても心房細動の出現は認められず、通院も終了となりました。

症例② 健診で見つかったときから持続性心房細動のケース（46歳 男性）

この男性は会社の健康診断（健診）で心房細動と診断され、来院しました。自覚症状は全くなく、昨年の健診では異常はありませんでした。

くわしい検査をした結果、心房細動の中でもある程度進行した持続性心房細動であることがわかりました。病気の進行状況を含め治療方針を説明したところ、本人は納得できないようでした。

なぜならば、自分は毎年健診を受け、今年初めて心電図の異常が見つかった。そして指示どおりに病院を受診したのに、なぜ進行した持続性心房細動になっているのか、という疑問を強く抱いたからです。

この患者さんが疑問に感じるのは無理もありません。健診は病気の症状が出る前に、早期に発見するために行うものです。普通の病気、例えば高血圧や糖尿病、脂質異常症、がんなどで健診が重要なのは当然です。

心房細動でも健診が重要なことは変わらないのですが、年に1回の健診では心房細動が進行しないうちに発見するのは難しいのが現実です。早期段階の発作性心房細動の状態では異常がときどきしか生じないため、健診で見つかることは少ないのです。

この患者さんはやや発見が遅かったのですが、カテーテルアブレーションを2回施行した結果、現在は良好な脈拍を維持しています。

（山根禎一）

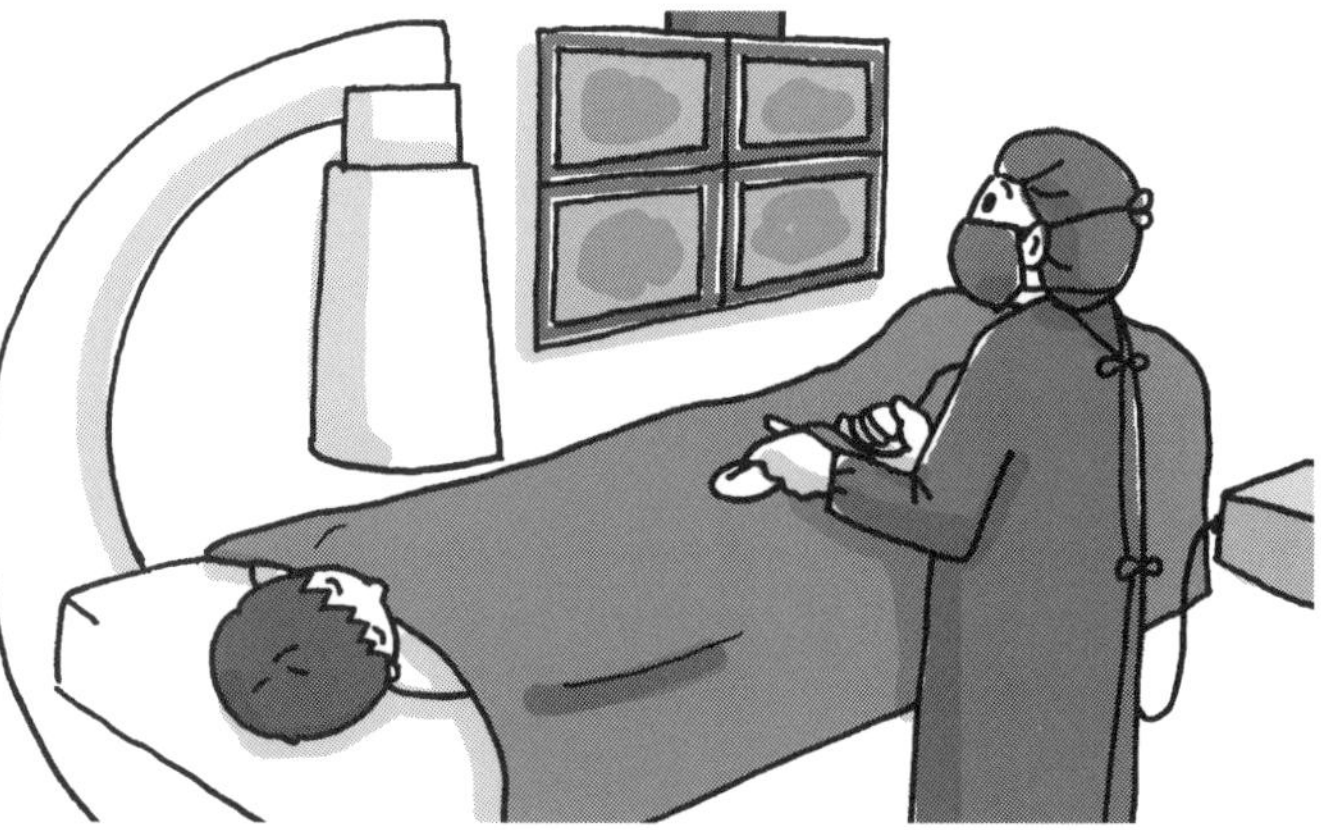

Q106 バルーンアブレーション手術とはどんなもの？

バルーンアブレーションとは、心房細動《しんぼうさいどう》に対する肺静脈隔離術を施行するさいに、バルーンカテーテルを用いて行う手術です。

左心房に流れ込んでいる肺静脈内の心筋（心臓の筋肉）と左心房の心筋の間の電気刺激回路を遮断《しゃだん》することが肺静脈隔離術です（Ｑ１０４を参照）。すでに20年来施行されている一般的かつ基本的な肺静脈隔離術では、細いカテーテル先端から高周波電流を流すことで直径５ミリ程度の焼灼巣《しょうしゃく》を肺静脈入口部周囲（全周性または必要部位）に施して肺静脈と左心房の間の電気刺激回路を遮断する方法が行われてきました。

それに対して近年導入されたバルーンアブレーションは、カテーテルの先端に直径30ミリ程度の風船状（バルーン）の構造を持つカテーテルを用いて、肺静脈入口部に押し当てて閉塞《へいそく》させ、バルーン周囲が接触する肺静脈入口部全周を一気に治療する方法になります。

治療に用いるバルーンアブレーションのエネルギー（熱源）は冷凍凝固（クライオバルーン）、高周波による熱焼灼（ホットバルーン）、さらにレーザー照射（レーザーバルーン）の3種類が用いられています。
現在のバルーンアブレーションの適応は、発作性心房細動に対する肺静脈隔離術ですが、ごく最近、クライオバルーンによる持続性心房細動への治療適応がＦＤＡ（アメリカ食品医薬品局）およびわが国のＰＭＤＡ（医薬品医療機器総合機構）で薬事承認されました。

（山根禎一）

バルーンアブレーションに用いられる3種類のエネルギー

クライオバルーン
（冷凍凝固）

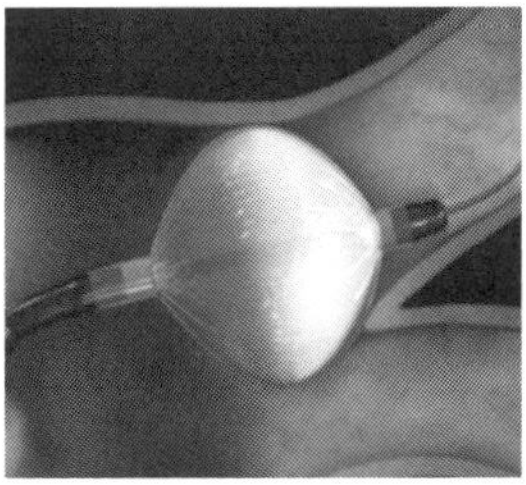

ホットバルーン
（熱焼灼）

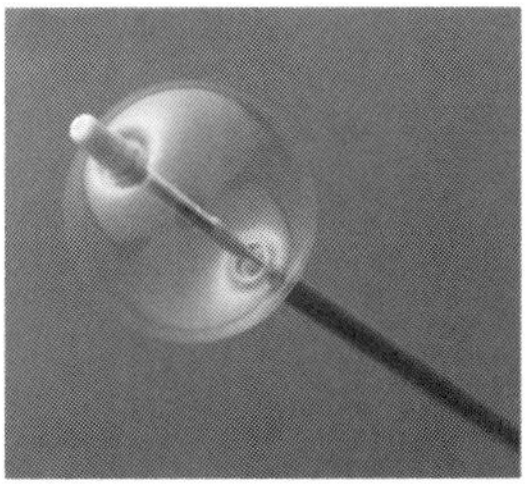

レーザーバルーン
（レーザー照射）

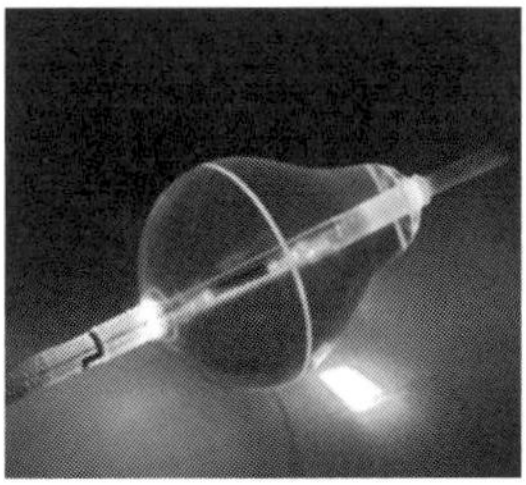

Q107 レーザーで行うバルーンアブレーションの新手術もあるそうですが、くわしく知りたい。

バルーンアブレーションでは、現在、３種類のバルーンが使用可能です（Q１０６を参照）。そのうち、クライオバルーンは冷凍凝固、ホットバルーンは高周波加熱により肺静脈入口部を治療する医療機器です。

それに対してレーザーバルーンは、**バルーンの中心部からレーザー光を照射することにより肺静脈入口部の心筋（心臓の筋肉）を壊死《えし》させるものです。**治療効果や安全性はほかの二つのバルーンと同様です。

現在、日本で使用できるタイプのレーザーバルーンでは、照射角度４度のレーザー光を20秒ずつ照射し、各照射巣を１／３～１／２程度重複させる方式の連続照射を全周性に行うために治療時間がやや長いことが短所となっています。

しかし、近い将来、自動的に連続的全周性照射を行うことができる新型機器が使用可能になる見込みで、治療時間の短縮が期待されています。

（山根禎一）

Q 108 カテーテル治療で不整脈が治れば薬も不要になりますか？

不整脈の種類によって異なるので、ここでは心房細動《しんぼうさいどう》に対するカテーテルアブレーション治療であることを前提としてお答えします。カテーテルアブレーション治療は心房細動の根治をめざして行うため、治療成功後には内服薬が不要となることが期待されます。しかし、これにはいくつかの注意点があります。

①抗凝固薬は、治療後にもある程度の期間は内服継続が必要です。そして内服継続期間は、もとの心房細動の進行後と$CHADS_2$《チャズツー》スコア（Q50を参照）の点数によって判断することが一般的です。

私どもの施設での考え方を次に示します。

(i)発作性心房細動の治療後に再発がなく、$CHADS_2$スコアがゼロ点の患者さんの場合→治療後3ヵ月間、抗凝固薬内服を継続したのちに終了します。

(ii)非発作性心房細動（持続性および長期持続性心房細動）の治療後に再発がなく、$CHADS_2$スコアがゼロ点の場合→治療後半年〜1年間、抗凝固薬の内服を継続したのちに終了します。

（iii）心房細動の進行度によらず、$CHADS_2$スコアが２点以上の場合→原則的に抗凝固薬の内服は終了せずに継続します。特に過去に脳梗塞《こうそく》を起こしたことがある患者さんは、抗凝固薬の内服は継続することが望ましいです。

②抗不整脈薬の内服も、もとの心房細動の進行度によって内服期間を判断します。

（i）発作性心房細動→原則的にカテーテルアブレーション治療後には抗不整脈薬の内服は中止します。

（ii）非発作性心房細動（持続性および長期持続性心房細動）→治療後数ヵ月間は心房細動が再発しやすい時期であるため、抗不整脈薬（ベプリジル塩酸塩水和物など）の内服を継続し、３～６ヵ月程度で徐々に内服量を減らしたのちに終了とします。

なお、カテーテルアブレーション治療後に抗凝固薬、抗不整脈薬を中止するか継続するかは現時点では統一された見解がなく、医療施設によって考えは異なります。カテーテルアブレーション治療を受ける前に、治療後の薬について担当医に確認をするようにしてください。

（山根禎一）

Q109 心房細動のカテーテル治療の効果が十分でない場合、2回受ければよくなりますか？

原則的に治療回数を増やすことでカテーテルアブレーションの治療効果は上がります。ですから1回の治療で効果が不十分な場合には、2回めの治療を受けることをおすすめします。非発作性心房細動《しんぼうさいどう》の場合などでは、5回以上のカテーテルアブレーション治療を要する患者さんもいます。治療後の再発にかんして少しくわしく説明しましょう。

心房細動のカテーテルアブレーション治療後の再発で最も大きな原因は、隔離した肺静脈が再伝導することです。イメージとしては、いったん切断した電線が少しずつつながってくるような感じです。これは非常に頻度が高く、多少の再伝導を含めるとほとんどすべての患者さんに起こっています。悪い電気の発生部位である肺静脈が再び伝導しているわけですから、これを再手術によってもう一度隔離することで治療効果は大きく上昇します。多くの患者さんにおいては、さらにその後に再伝導することは少なく、2回めの治療で終了することがほとんどです。

再発のもう一つの原因は、肺静脈以外に心房細動の原因が広がっている場合で、治療が難しい患者さんが多いのが現実です。特に長期にわたる持続性心房細動の患者さんでは心房全体に広く不整脈の原因が拡散しているため、どのような治療を行っても原因を根絶することはできません。治療回数を増やすことでなんとかその原因を減らしていくようにするのが治療の現実です。

このように手強い状態にまで進行している場合は、治療開始前から少なくとも数回の手術が必要になる可能性が高いことを説明しますし、それほどのモチベーションが持てない人は手術を受けずに、内服治療を継続することが適していると思います。

まれではありますが、一部の患者さんでは心房細動があまりにも高度に進行していて、カテーテルアブレーション治療で洞《どう》調律（正常な拍動）を維持することが不可能と判断される場合があります。このような場合には、1回の手術後に再発したとしても2回めはおすすめしません。

それでもどうしても心房細動を治すことを希望する患者さんには、外科的メイズ手術（Q113を参照）をおすすめます。高度に進行したタイプの心房細動への効果では、カテーテルアブレーション治療よりも外科的メイズ手術のほうが効果が高いと考えられるからです。

（山根禎一）

Q110 植え込み型の除細動器はどんな不整脈で必要になりますか？

心室頻拍《しんしつひんぱく》や心室細動《さいどう》が起こると、心室のポンプ機能が働かなくなり、めまいや失神、ときには突然死を招くことがあります。こうした頻脈性不整脈を治めるための機器が植え込み型除細動器（ＩＣＤ）です。ペースメーカと同じように患者さんの体内に植え込みますが、ジェネレーター（本体）はペースメーカよりも大きく、リード（導線）にはショック作動ができるようにコイルが巻かれています。ＩＣＤは常に心拍を監視し、意識を失うような不整脈が発生すると自動的に電気ショックを与えたり、電気刺激をくり返し与えたりして（抗頻拍ペーシングという）、正常な拍動に戻します。

ICDによる治療が対象となるのは、心室頻拍や心室細動のほか、ブルガダ症候群（Q71を参照）や先天性QT延長症候群（Q73を参照）、心停止から蘇生した人です。

ＩＣＤを植え込んだあとの日常生活の注意点は車の運転以外はペースメーカと同じです。また、３～６ヵ月ごとに受診し、機器の作動状態や電池の残量などを確認します。電池の残量が少なくなってきたら、交換手術を行います。

（栗田康生）

Q 111 植え込み型の除細動器をつけても車の運転ができますか？

自動車の運転中に万一、意識を失うような不整脈の発作が起こったら大事故になりかねません。しかし、植え込み型除細動器（ＩＣＤ）は、そうした意識消失などを起こす不整脈の発生を防止するものではありません。不整脈が起こって意識を失ったときに電気ショックなどが作動する、緊急対応として有効な機器なのです。

ＩＣＤを植え込んでも不整脈の予防ができないため、自動車の運転は原則禁止になります。ただし、**一定の観察期間内に失神を伴う不整脈発作が起こらなければ、公安委員会に所定の書類を提出することで運転が可能となる場合があります。**しかし、中型以上の免許、第二種免許（職業運転）は取得・継続ともにできません。

なお、ペースメーカの場合は、植え込み後に失神やペースメーカの不具合がなければ原則、自動車の運転は許可されています。

（栗田康生）

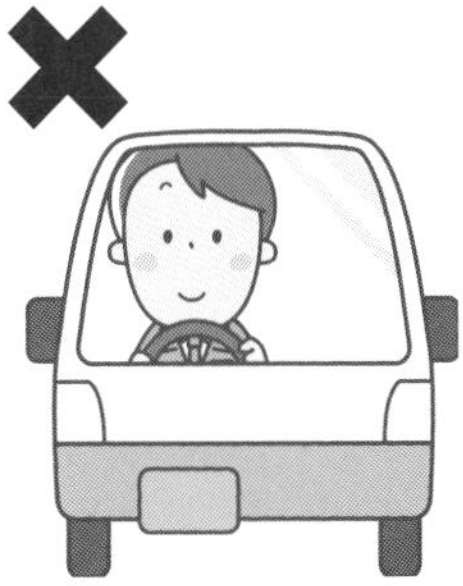

植え込み型の除細動器をつけたら自動車の運転は原則禁止。

Q 112

AED（自動体外式除細動器）はどんな場合に必要とされますか？

心室細動《しんしつさいどう》の発作が起こり心臓から血液を送り出せなくなると心肺停止になります。数秒で意識を失い、数分で全身の細胞が死んでしまいます。心室細動から救命するには一刻も早く心臓に電気ショックによる除細動を行い、本来の拍動リズムを取り戻す必要があります。

例えば、街中で発作が起こったとき、その場にいた人が救急車を呼んだとしても救急車が到着するまで、全国平均で8・7分かかっています（総務省消防庁「令和元年版救急・救助の現況」）。一方、電気ショックによる処置が1分遅れるごとに救命率は10%ずつ低下します。

救急車がくるまでの間に一般の人でも行える救命処置としては、胸骨圧迫（心臓マッサージ）があります。救急車を呼ぶだけで何もしなかった場合の救命率が約9%に対し、胸骨圧迫を行うとその倍の約18%の人の命を救えます。さらに、AED（自動体外式除細動器）で電気ショックによる除細動を行うと、半数以上の人の救命が可能です。

最近では、ＡＥＤは駅や学校、図書館などの公共施設、新幹線車内など、さまざまな場所に設置されています。

もし、倒れた人がいて意識がなかったら、救急車を呼び、胸骨圧迫を開始し、同時にまわりの人にＡＥＤを持ってきてもらうように伝えてください。ＡＥＤが到着したら、電源を入れると音声ガイドが流れます。あとはそれに従って操作をします。（栗田康生）

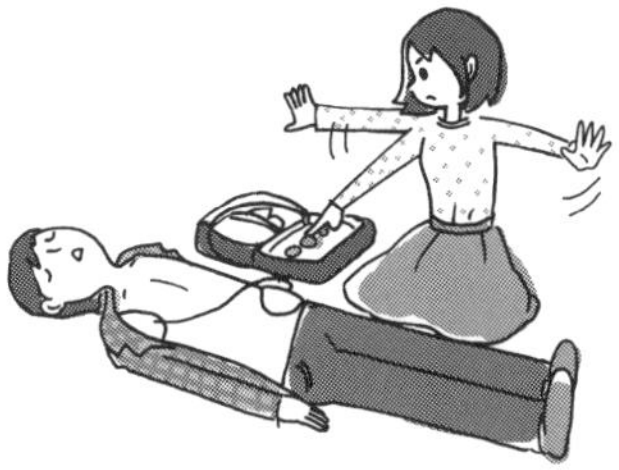

AEDで約6倍も多くの人の命が救える

胸骨圧迫をするのとしないのでは救命率は約2倍違い、AEDを用いて電気ショックが行われれば、約6倍も多くの人の命が救われる。

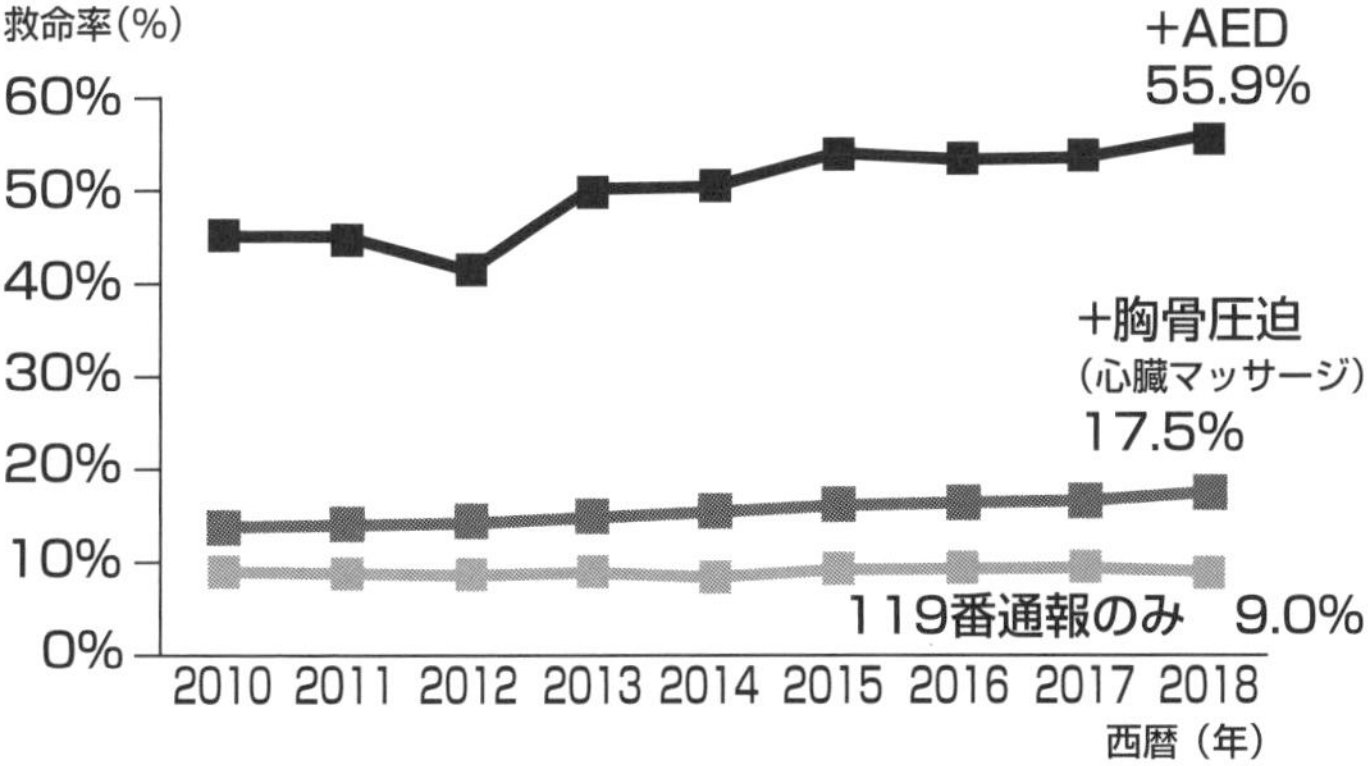

出典：総務省消防庁：令和元年版救急・救助の現況

Q 113 不整脈の治療で外科手術が必要になることはありますか？

心房細動《しんぼうさいどう》を合併して心臓弁膜症や冠動脈疾患《しっかん》などの病気で開心術を行うさいに、心房細動に対して凍結凝固（クライオ）して心房内に生じている異常な電気刺激回路を低温で焼灼《しょうしゃく》する方法や、回路に対して高周波などで断ち切る外科的メイズ手術などがあります。

心房細動では心臓の左心耳《しんじ》と呼ばれる部分に血栓《けっせん》（血液の塊）が生じることがあります。不整脈そのものの手術ではありませんが、血栓の形成に関係する左心耳を閉鎖、あるいは切除して脳卒中を予防することもあります。

また、植え込み型除細動器（ＩＣＤ）の植え込み後に、頻回のショック作動があり、薬物療法やカテーテルアブレーション（Ｑ１０１）による焼灼でも頻回の発作を抑えられない場合、心室筋を切開したり、凍結凝固を行ったりすることがあります。

（栗田康生）

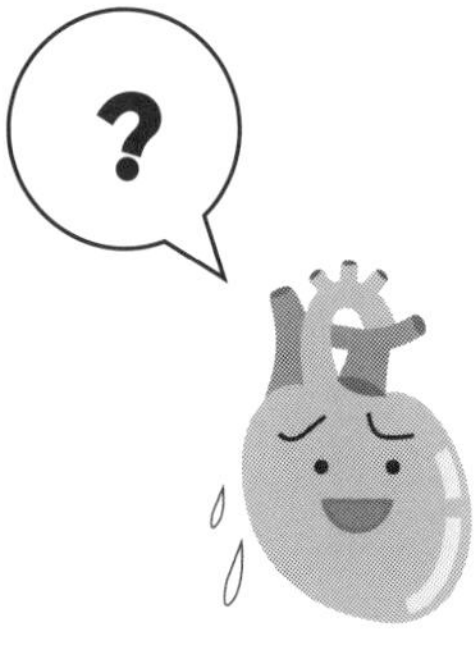

第8章

日常生活とセルフケアについての疑問19

Q 114

不整脈の人は運動を控えたほうがいいですか？

運動を行うと筋肉への血流量が増し、それをまかなうために心臓や肺への血流が増加します。そうなれば心臓への負担が増し、場合によっては運動が不整脈の発作を誘発することがあります。一方、運動は不整脈の発作の原因となるストレスの解消となり、不整脈が現れる頻度が低下することもわかっています。

まずは医師に相談し、運動を控えるべきかを確認することが大切です。

運動をしてもよいといわれたときには、どんな種類の運動をどの程度してよいかを確認し、それを守ってください。無理は禁物です。運動前にすでに動悸《どうき》や息切れのあるときや、体調の悪いときは運動を休みましょう。

起床直後は血圧や心拍数が変動し、不整脈の発作が起こりやすいので早朝の運動はさけます。運動前のウオーミングアップと運動後のクールダウンのストレッチも必ず行ってください。

運動中に、脈拍が１４０回／分以上になったり、不整脈が現れたり、息切れやめまい、胸痛、吐きけなどが起こったときにはただちに運動を中止します。

（杉　薫）

Q115 不整脈ですが夜勤の仕事です。大丈夫でしょうか？

厚生労働省「2001年労働環境調査」によると、深夜業務に従事する人の約36％が体調不良を訴えています。体調不良を訴え医師に病気と診断された人では、胃腸病が約51％、不整脈の誘因である高血圧が約23％、睡眠障害が約19％を占めていました。別の調査では、夜勤のタクシー運転手や製造工場で働く人は心室期外収縮《しんしつきがい》が多発しているとの結果が出ています。

私たちの体は約24時間の体内リズムのもとで、自律神経（自分の意志と無関係に内臓や血管の働きを支配する神経）やさまざまなホルモンが規則正しく調整されています。日中は体温や血圧などが高まって活動に適した状態になり、夜は体温や血圧は下がり、睡眠による疲労回復に適した体内環境となります。**夜間の勤務はこの体内リズムを乱し、夜、本来であれば下がるはずの血圧が上昇し、不整脈が起こりやすくなるといわれます。**これらを考えると、不整脈の人が夜間の仕事に就くことはおすすめできません。夜勤の仕事をするときは、深夜帯に2時間程度の仮眠を取るようにしてください。

（杉　薫）

Q 116

入浴中に心臓がドキドキします。入浴は控えるべきですか？

心臓がドキドキするというのは心拍数の増加を意味し、それだけ心臓に負担がかかっていることになります。食事直後に入浴する、熱い湯に浸かる、かけ湯をせずにいきなり湯船に入る、こうしたお風呂の入り方は交感神経（自律神経の一つで心身の働きを活発にする神経）を活性化し、血圧を上昇させ心臓に負担をかけます。該当する場合は、次のような入浴法に切り替えましょう。

●入浴前　脱衣所の室温が低くならないように前もって暖かくしておきます。浴室も、浴槽のふたをあけたり、シャワーで浴槽に湯をためたりして暖めておきます。脱水防止のためにコップ1杯程度の水分を補給しておきます。

●入浴中　湯船に入る前に、手や足など末端部分からかけ湯をして体を徐々に温めます。湯の温度は38～39度C程度までのぬるめにし、ゆっくりと体を湯船に沈めていきます。湯船から出るときも、ゆっくりと立ち上がります。

●入浴後　コップ1杯程度の水分を補給します。

（杉　薫）

Q 117 不整脈の人は遊園地の絶叫マシーンには乗らないほうがいい？

健康な人でも絶叫マシーンに乗ったあと、体がふらふらしたり、吐きけがしたりすることがあります。ましてや不整脈の人が絶叫マシーンに乗ることはとても危険です。

ドイツのマンハイム大学病院が行った興味深い研究があります。男女55人にホルター心電図を装着させ、ジェットコースター乗車中の心拍数の変化を測定したところ、乗車中の平均心拍数は激しい運動をしたときと同じくらい上昇し、被験者の約44％に乗車後、不整脈が見られました。中には、軽い心房細動《しんぼうさいどう》を起こした人もいたそうです。これは心拍数の上昇が最も大きかったのは、坂をゆっくり上る最初の30秒間でした。これはおそらく心身が緊張し、強いストレスがかかったためではないかと思われます。

絶叫マシーンのそばには通常、「高血圧の方、心臓に疾患《しっかん》のある人、アトラクションの利用により悪化する恐れのある症状がある人は利用を遠慮してほしい」という内容が掲示されているはずです。このことからも不整脈の人に絶叫マシーンの利用はすすめられません。

（杉　薫）

Q 118

不整脈の人はコーヒーを何杯までなら飲んでいいですか?

標準的なカップ1杯のコーヒーには100㎎《ミリグラム》前後のカフェインが含まれています。約23万人を対象にしたオーストラリアでの研究では、カフェインを300㎎《ミリグラム》摂取する人は不整脈を発症するリスクは6%低下していたと報告されています。また、1日1~3杯コーヒーを飲む人は心房細動《しんぼうさいどう》を起こすリスクが最も低かったという米国での男性医師約1万8千人を対象にした研究結果もあります。

その一方で、これまで発表された11の比較試験を解析したところ1日5杯のコーヒーを飲む人は収縮期血圧が2・4㎜Hg、18の比較試験の解析では、1日3杯コーヒーを飲む人は収縮期血圧が1・2㎜Hg有意に高くなることがわかりました。高血圧は不整脈の誘因の一つなので、血圧の上昇は不整脈の引き金になる可能性があります。

こうした研究から、**不整脈の人は1日3杯程度までのコーヒーであれば飲んでもいい**と考えられます。なお、カフェインは紅茶や緑茶だけでなく、エナジードリンクなどにも含まれるので、飲みすぎないようにしてください。

(杉　薫)

Q119 不整脈なら塩分や脂肪を控えるべきですか？

塩分のとりすぎは不整脈の要因である高血圧を発症させたり、血圧コントロールを悪くするので注意が必要です。１日の食塩摂取量の目標値は、健康な人なら男性７・５グラム未満、女性６・５グラム未満ですが、不整脈の人はこれ以下に抑えてください。

近年、減塩の大切さが叫ばれ、日本人の塩分摂取量は年々減少傾向にありますが、それでもなお男性11グラム、女性９・３グラムと目標値を上回っています（厚生労働省２０１８年「国民健康・栄養調査」）。**不整脈の人はより意識して減塩する必要があります。**減塩食品を活用するのもいい方法です。

脂肪は重要なエネルギー源ですが、とりすぎると肥満や動脈硬化を引き起こし、血圧を上昇させ、不整脈のリスクを高めます。ですから、脂肪もとりすぎないことが大切です。脂肪の１日の適正摂取量は摂取エネルギーの20～30％です。１日の活動量が座位中心の仕事や家事などの場合、30～40代の男性は約65グラム・女性約50グラム、50～60代の男性約60グラム・女性50グラム、70歳以上の男性約55グラム・女性40グラムが１日の脂質の適正摂取量の目安です。

（杉　薫）

Q120 65歳ですが喫煙を今からでもやめるべき?

喫煙は不整脈の発作の誘因となることがわかっています。

タバコの煙に含まれるニコチンが体内に入ると、交感神経(自律神経の一つで心身の働きを活発にする神経)を刺激するカテコラミンというホルモンの分泌《ぶんぴつ》が促されます。その結果、血管が収縮して血圧が上昇し、心臓に負担をかけます。さらに喫煙により一酸化炭素が増え、血液中の酸素の運び屋であるヘモグロビンと結合するため、組織に運ばれる酸素量が減少します。特に心筋(心臓の筋肉)は酸素不足に非常に弱いため、不整脈の発作が起こりやすくなります。

禁煙をするのに遅すぎることはありません。例えば喫煙の一番の害である肺がんですが、50代で禁煙すれば吸いつづけるより肺がんによる死亡率が43~64%減少、60代でも19~57%減るという推計結果が厚生労働省の研究班から出ています。

禁煙の継続には、薬局・薬店で購入できる禁煙補助薬のニコチンガムやニコチンパッチが役立ちます。それでも禁煙に成功しないときは医療機関での禁煙治療がすすめられます。条件が合えば公的医療保険が適用されます。

(杉　薫)

Q121 睡眠時無呼吸もよくないそうですが対処法は？

睡眠時無呼吸とは、睡眠中に一時的な呼吸停止を何度もくり返すことをいいます。10秒以上呼吸が止まったり、1時間当たり5回以上呼吸が弱くなったりすると、睡眠時無呼吸症候群と診断されます。

睡眠時に無呼吸や低呼吸が起こると、血液中の酸素の濃度が低下するため、心臓は酸素を多く送り出そうとして過剰に働きます。また、無呼吸や低呼吸が起こるたびに脳は覚醒するため、交感神経（自律神経の一つで心身の働きを活発にする神経）が活発になって高血圧が起こりやすくなります。そうした結果、不整脈の発生リスクが高まります。

睡眠時無呼吸の大きな原因は肥満ですから、太っている人は減量が必要です。また、舌根《ぜっこん》（舌の付け根）がのどの奥に落ち込んで気道が狭くならないように、横向きに寝ることをおすすめします。また、歯科でマウスピースを作ってもらうのもいい方法です。重症の場合は、睡眠中に鼻に装着したマスクから圧力を加えた空気を送り込み、気道がふさがらないようにするCPAP《シーパップ》療法が有効です。

（石川恭三）

Q 122 心臓にいい油があると聞きました。どんなもの？

心臓にいい油の代表は魚油です。イワシやサバなど青魚に豊富なDHA（ドコサヘキサエン酸）やEPA（エイコサペンタエン酸）の心臓への作用についての研究報告は国内外で多数出ています。例えば、米国の男性医師約2万人を11年間観察した調査では、魚をほとんど食べない人と比較して、少なくとも週1回程度の魚を摂取した人は不整脈による突然死のリスクが下がっていたと報告しています。

DHAやEPAはn―3系脂肪酸と呼ばれます。同じn―3系脂肪酸のα《アルファ》―リノレン酸についても、多く摂取する人は心筋梗塞《こうそく》などの発作が少ないという米国ハーバード大学の研究報告があります。α―リノレン酸はシソ油やアマニ油に多く含まれます。

n―3系脂肪酸は不飽和脂肪酸の一つですが、オリーブオイルに多いオレイン酸という不飽和脂肪酸もあります。スペインのナバラ大学の研究によると、オリーブオイルを積極的にとると、心房細動《しんぼうさいどう》の発症率が38％減少していたそうです。

ただし、心臓にいい油もとりすぎるとカロリーオーバーになる可能性があります。魚なら1日イワシの丸干し1～2尾程度が目安です。

（石川恭三）

Q 123 赤ワインが心臓にいいと聞きましたが本当？

かつて「フレンチパラドックス（フランスの逆説）」という統計上のなぞがありました。一般に動物性脂肪の摂取量の多い国ほど心臓病の死亡率は高くなるのですが、フランスは肉やバターなどの消費量はヨーロッパでもトップクラスなのに、心臓病の死亡率は35カ国中34位と最低ラインだったからです。この逆説を解くカギは赤ワインの消費量にあるらしいことがわかり、赤ワインに大きな注目が集まりました。

その後の研究で、赤ワインには多くのポリフェノールが含まれ、その抗酸化作用によって心臓病の原因となる動脈硬化を抑制することがわかりました。また、ポリフェノールは動脈を拡張して、高血圧の予防改善効果が期待できることも明らかになっています。

ただし、赤ワインもお酒の一種ですから、飲みすぎは禁物です。節度あるお酒の適量はワインの場合は1日グラス2杯弱（200ミリリットル）程度以内が目安です。

なお、ポリフェノールはココアやブラックチョコレート、ブルーベリーでもとることができます。

（石川恭三）

Q124 コエンザイムQ10が心臓にいいというのは本当ですか？

細胞内にはミトコンドリアというエネルギー工場のような働きをする細胞小器官があります。コエンザイムQ10はミトコンドリアを刺激して効率よくエネルギーを生み出す働きをします。

コエンザイムQ10は全身に広く分布しています。中でも、エネルギー代謝の盛んな心臓や肝臓、腎臓《じんぞう》などに多く存在します。心臓では、**コエンザイムQ10は心筋の収縮力を増大させる**ことから、1970年代に心不全の治療薬として発売され、その後、一般用医薬品（大衆薬）としても認可され、現在ではサプリメントも多く出ています。

体内のコエンザイムQ10は20歳前後をピークに加齢とともに減少し、80歳になるとピーク時の半分近くまで低下するといわれます。コエンザイムQ10は、イワシやサバなどの魚や、豚肉や牛肉、ホウレンソウやブロッコリーなどの緑黄色野菜、ピーナッツなどに豊富に含まれます。ただし、コエンザイムQ10の効果については賛否があり、サプリメントでとるさいには、必ず医師に相談してください。

（石川恭三）

Q125 心臓のために補給したほうがいい栄養素は？

栄養バランスが偏らない食事を規則正しくとることが食生活の基本です。それを押さえたうえで心臓のために補給したい栄養素として食物繊維があげられます。イモや野菜、海藻、果物などに多く含まれる食物繊維は、コレステロールや中性脂肪、糖などの吸収を抑えたり排泄《はいせつ》を促したりして、心臓に負担をかける動脈硬化や高血圧の予防や改善に役立ちます。

また、ミネラルもしっかりとりましょう。中でも、**心臓のために欠かせないミネラルがマグネシウム**です。国立がん研究センターや国立循環器病研究センターの研究グループが約8万5千人の食事内容や頻度などを15年間追跡調査し、マグネシウムの摂取量を推計しました。対象者をマグネシウムの摂取量に応じて5グループに分けて分析した結果、一番多く摂取しているグループの心筋梗塞《こうそく》の発症リスクは、一番少ないグループより約3割低いことがわかりました。

マグネシウムの1日の摂取推奨量は成人の場合、1日270～370ミリグラムとなっています。それに対して実際の摂取量は273ミリグラム（厚生労働省2018年「国民健康・

栄養調査」）とかろうじてクリアしている状況です。もう少し積極的にとることをおすすめします。マグネシウムは**大豆製品**や**ナッツ**、**海藻**などに多く含まれています。

そのほか、**バナナ**や**カキ**などの果物や**サトイモ**や**ホウレンソウ**などの野菜に多く含まれるカリウム、**牛乳**や**小魚**に多く含有されるカルシウムも**心筋**（心臓の筋肉）の働きをよくするので、積極的に補給したい栄養素です。（石川恭三）

心臓のためにとりたい栄養を多く含む食べ物

●マグネシウム

心臓に欠かせないミネラル。特にマグネシウムを摂取していると心筋梗塞の発症リスクが低いという研究報告がある。

大豆、ナッツ、海藻など

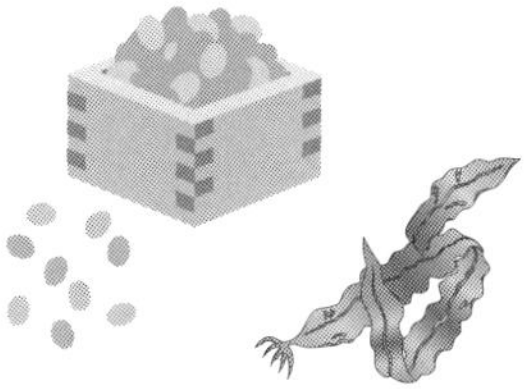

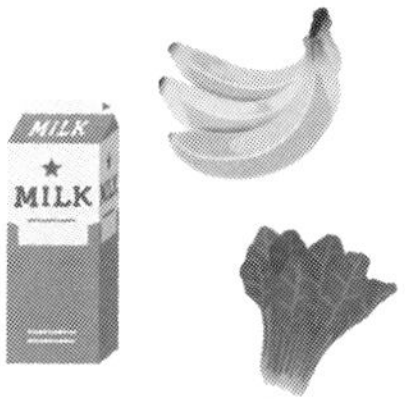

●カリウム、カルシウム

心筋（心臓の筋肉）の働きをよくする効果が期待できる。

- **カリウム**
  バナナ、カキなどの果物
  サトイモ、ホウレンソウなどの野菜
- **カルシウム**
  牛乳、小魚など

●食物繊維

心臓に負担をかける動脈硬化や高血圧の予防や改善に役立つ。

イモ、野菜、海藻、果物など

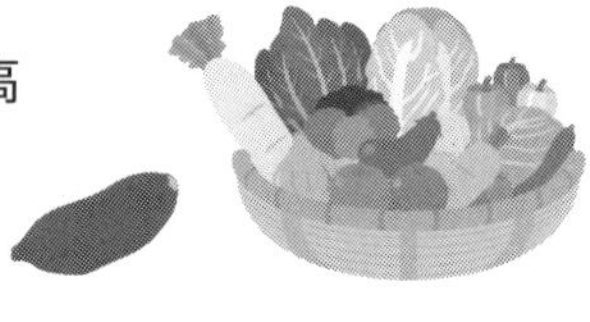

Q126 心臓の悪い人は納豆を食べないほうがいいといわれるのはなぜ？

心臓病の薬の一つにワルファリンがあります。これは血液中の凝固成分を増やすビタミンKの働きを阻害し、血液を固まりにくくして血栓《けつせん》（血液の塊）ができるのを防ぐ薬です。これを飲んでいる人が**ビタミンKを含む食品をいっしょにとると、ワルファリンの効き目を弱めてしまいます**。中でも納豆との相互作用は有名です。

実は、納豆のビタミンKの含有量はそれほど多くはありません。しかし、ワルファリンを服用している人は納豆を食べることは禁忌《きんき》になっています。その原因は納豆に含まれる納豆菌です。納豆菌は腸内に入ると多量のビタミンKを合成することがわかっています。

100㌘《グラム》の納豆を1回食べただけでも、ワルファリンの効果は大幅に低下します。また、納豆を食べるのをやめてからも数日は納豆菌の影響が残ります。さらに、**薬と納豆をとる時間をずらしても相互作用が起こるので、ワルファリンを服用している人は納豆をさけるべきです。**

クロレラやアロエ、青汁などにも大量のビタミンKが含まれているので要注意です。これらを含む健康食品をとるのは控えてください。

シュンギクやホウレンソウ、ニラ、ブロッコリーなどの緑黄色野菜にもビタミンKが多く含まれていますが、みそ汁の具やサラダ、おひたしなどで摂取する程度なら影響はありません。ただし、1日3食同じ緑黄色野菜ばかりを大量にとるのはさけましょう。

なお、2011年から出ている直接経口抗凝固薬（DOAC《ドアック》）は血液を固めるトロンビンという酵素（体内の化学反応を促す物質）に直接働くので、服用中でも納豆などビタミンKを多く含む食品を食べても問題ありません。

（石川恭三）

さけるべき食べ物

絶対にさける

納豆 ✕

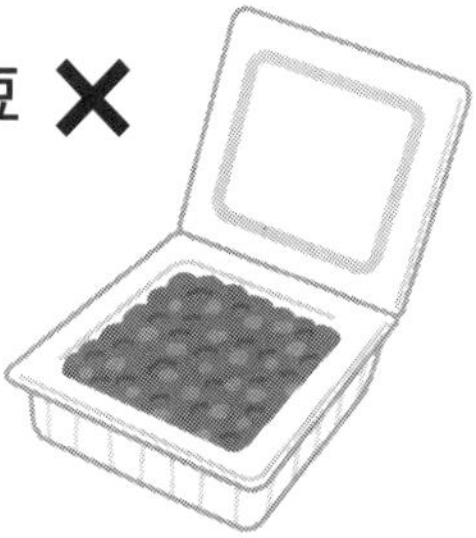

さけたほうがいい

青汁
クロレラ
アロエ
など

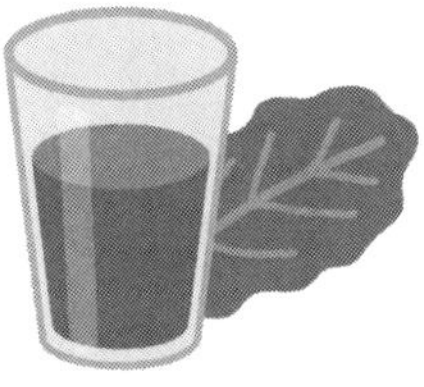

ビタミンKを多く含む食品は、抗凝固薬のワルファリンの効き目を弱めてしまう。ワルファリンを服用している人はさける。

Q127 不整脈はストレスで悪化するって本当ですか？

脳や脊髄《せきずい》から出て、内臓や血管など自分の意志とは無関係に働いている器官に分布している神経を自律神経といいます。心臓にも自律神経は分布し、その支配のもとで心臓の動きは調整されています。自律神経には、活動時に優位になる交感神経と、休息時に優位になる副交感神経があり、これらがバランスを取り合って車のアクセルとブレーキのような働きをしています。

例えば、怖い目に遭うと胸がドキドキします。恐怖というストレスの刺激が大脳を介して視床下部に伝わり交感神経が優位になります。すると、心筋の収縮力が増強し、心拍数の増加が起こってドキドキするのです。ときには、これが期外《きがい》収縮になって現れることもあります。また、交感神経の影響は血管にも及び、血管が収縮して、血圧が上昇します。

通常は、このような瞬間的な交感神経優位の状態が起こると、これを抑えるために副交感神経が活性化して心拍数や血圧がしだいに下がります。しかし、ストレスが持続したり、過剰なストレスがかかったりすると、自律神経のバランスがくずれ、交感神経優位の状態が続く一方で副交感神経の働きが低下します。こうなると、心臓への負担も大きくなり、一時的な期外収縮にとどまらず、心房細動《しんぼうさいどう》や致死性の不整脈を招いたりすることもあります。

実は、これまで常に動きつづける自律神経の働きを計測する方法は確立されていませんでしたが、私は24時間ホルター心電図を活用し（Q19を参照）、交感神経と副交感神経の各活性度の解析をしてきました。長時間の心電図から自律神経の測定ができるのです。その結果わかったことは、不整脈が起こる直前に自律神経が乱れるという事実です。

現代社会はストレスが多く、いつも交感神経がたかぶり、心身が緊張している人が少なくありません。こうした人が不整脈素因を持っていると、それが悪化することは容易に想像できます。また、不整脈を起こす大きな要因が加齢や生活習慣病であることを考えると、今は不整脈が現れていなくとも、慢性的にストレスをためつづけると自律神経が乱れ、いつ不整脈が引き起こされるかわかりません。

不整脈を悪化させないためにも、将来、不整脈を起こさないためにも、ストレスを上手に解消することが大切です。

（坂田隆夫）

Q128 ストレスを抑えて不整脈を防ぐ自力対処法は？

過剰なストレスがかかると心拍数が増加したり、活動的なときに優位になる交感神経が活性化して不整脈を招きやすくなります。したがってストレスを抑えて不整脈を防ぐには自律神経の乱れを正すことが欠かせません。

自律神経の乱れを正すことはそれほど難しくありません。**呼吸で意識的に横隔膜《おうかくまく》を動かせばいいのです。**というのも、横隔膜の周囲には脈を安定させる副交感神経がたくさん集まっているからです。呼吸で横隔膜をしっかり動かすことで、副交感神経が優位になり、ストレスで乱れた自律神経のバランスを整えることができます。

一般に呼吸は、肩や胸を使って行う胸式呼吸と、おなかを使って行う腹式呼吸のどちらの動きが主なのかによって大別されます。胸式呼吸では息を吸うときに胸郭《きょうかく》がふくらみ、腹式呼吸ではおなかがふくらむ要素が大きくなります。胸式・腹式と単純に分類できず、どちらの要素も使って呼吸しているのです。Ｑ１２９で紹介している私が考案した「**脈正し呼吸**」は、おなかを大きくふくらませて横隔膜を上下に動かすので、腹式呼吸になります。ぜひ試してみてください。

（坂田隆夫）

Q129 呼吸法で脈の乱れを正すことができるのは本当？

息を吸うときにおなかがふくらみ、吐くときにへこむ腹式呼吸法では、横隔膜《おうかくまく》を大きく上下させます。それにより、横隔膜の周囲に集まっている副交感神経（自律神経の一つで休息時に優位になる神経）の働きが高まり、自律神経が活性化され整って、**脈の乱れを正すことが期待できます**（Q128を参照）。

左図の脈正し呼吸法は腹式呼吸の要素を取り入れた、意識的に深く長く行う呼吸法です。鼻から息を吸ったときの2倍くらいの時間をかけて決して息まず力を抜いて細くゆっくりと吐いていくのがこの呼吸法のポイントです。

実際、私は健康な人に脈正し呼吸を30分間行ってもらい、その間の心電図を測定する試験を行いました。その結果、副交感神経の活性度が大幅にアップしたのです。また、脈正し呼吸を行ったあとには、心拍数がぐっと下がることがわかりました。横隔膜の上下動によって腹圧を下げたり上げたりできると、実際には5〜10分程度でも効果が出てきます。

心拍数が多いと、心臓にかかる負担が増えて不整脈が起こりやすくなります。ですから、脈正し呼吸を毎日の習慣にすれば、心拍数が低いレベルで安定し、動悸《どうき》や息切れ、頻脈、脈飛びといった症状の改善が期待できるでしょう。

不整脈の人は概して体が硬く、呼吸の浅い人が目立ちます。脈正し呼吸で、ゆっくりと長く息を吐くことを意識してください。なお、脈正し呼吸は就寝前に行うのがおすすめです。

（坂田隆夫）

脈正し呼吸のやり方

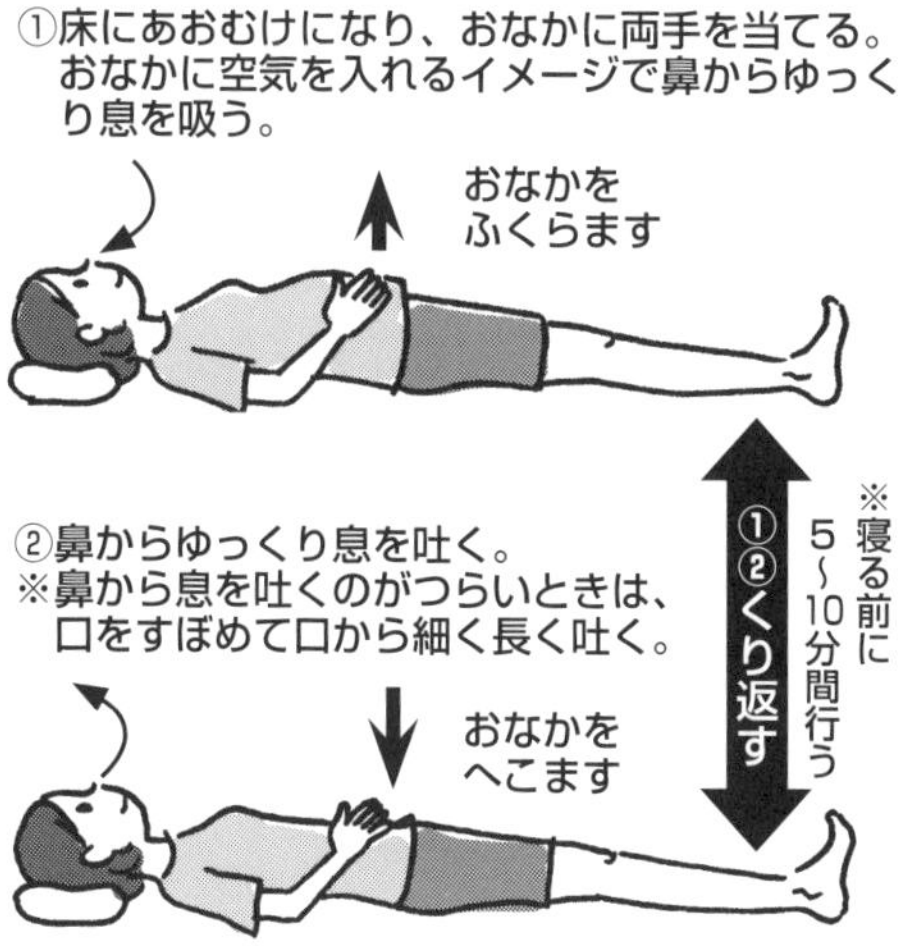
①床にあおむけになり、おなかに両手を当てる。
おなかに空気を入れるイメージで鼻からゆっくり息を吸う。
おなかをふくらます
②鼻からゆっくり息を吐く。
※鼻から息を吐くのがつらいときは、口をすぼめて口から細く長く吐く。
おなかをへこます
①②くり返す
※寝る前に5～10分間行う

注意：目の前がチカチカする、ふらつくなどの異常を感じたら、すぐに中止する。

心拍数が下がった

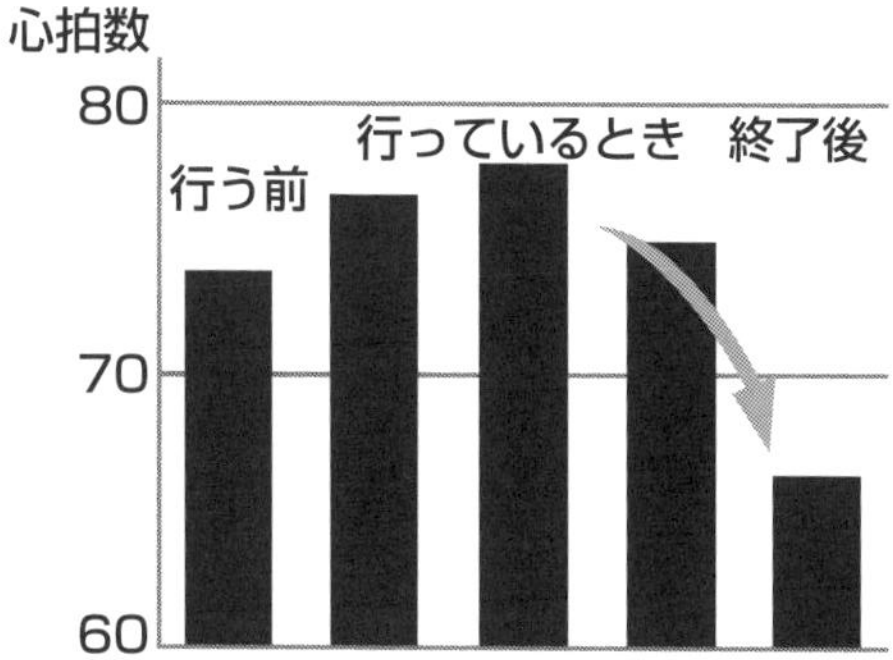
心拍数
80
70
60
行う前
行っているとき
終了後

脈正し呼吸を行う前・行っているとき・終了後の心拍数を調べたら、終了後は副交感神経が活性化して、行う前より心拍数がぐっと下がって安定した。

Q130 不整脈の発作を自分で止めるバルサルバ法ってなんですか？

心臓の働きは自律神経（自分の意志と無関係に内臓や血管の働きを支配する神経）によって調節されています。自律神経の一つ、副交感神経は迷走神経を通って心臓につながり、抑制的に働きます。

頻拍《ひんぱく》などの不整脈の発作が起こったとき、迷走神経を刺激すると副交感神経が優位になって発作を止めることができます。迷走神経を刺激する方法にはいろいろありますが、自分ですぐにできて、比較的安全なのが病院でもすすめるバルサルバ法です。

バルサルバ法のやり方は、大きく息を吸い、思いきり力みます。これにより胸腔《きょうくう》の内圧が上昇し、心臓に戻ってくる血液量（静脈還流量という）が減少し、心拍数が低下します。その状態で息を止めるのを中止します。すると、もとの状態に戻そうと交感神経が刺激されて心拍数は上昇します。そこで静脈還流量が突然増加し、その結果、迷走神経が刺激されて副交感神経が活発になり、心拍数も低下し、発作を止めることができます。**不整脈の発作時の応急処置としておすすめです。**

（杉　薫）

Q131 不整脈にヨガがいいそうですが本当？

高齢者に多い心房細動《しんぼうさいどう》に対するヨガの効果が世界各国から報告されています。米国のカンザス大学病院が発作性心房細動の患者さん49人を対象にヨガの効果を検討しています。3ヵ月間、週2回、1回60分ヨガを実施してもらったところ、**心房細動の発作の平均回数が、ヨガ実施以前の3・8回から2・1回へと約45％減少していました。**

スウェーデンにある医科大学のカロリンスカ研究所が、発作性心房細動の患者さん80人を40人ずつの2グループに分け、一方のグループのみプロの指導者のもと、週1回のヨガを行いました。3ヵ月後、両グループを比較したところ、ヨガを行ったグループは、心拍数と血圧が低下していたのです。

ヨガは基本的に腹式呼吸で行います。腹式呼吸は心身をリラックスさせる副交感神経を優位にするため、速くなった拍動のリズムが正常になり、心房細胞の予防に役立つと考えられます。不整脈にいいヨガの一つ「胸開閉のポーズ」を紹介します。毎日少しの時間でいいので、ポーズを行いながらも力を抜いて息を吐ききることを意識して、気持ちよく継続させることが大切です。

（坂田隆夫）

不整脈にいいヨガのやり方（胸開閉のポーズ）

①

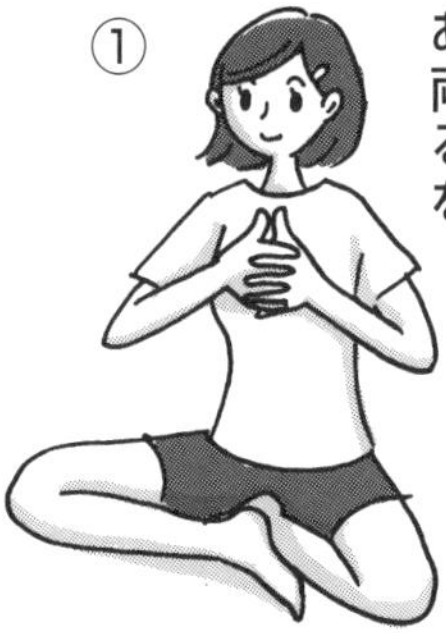

あぐらをかくように座り、両足のかかとを前後に並べる。背すじを伸ばし、両手を組んで胸の上に置く。

②

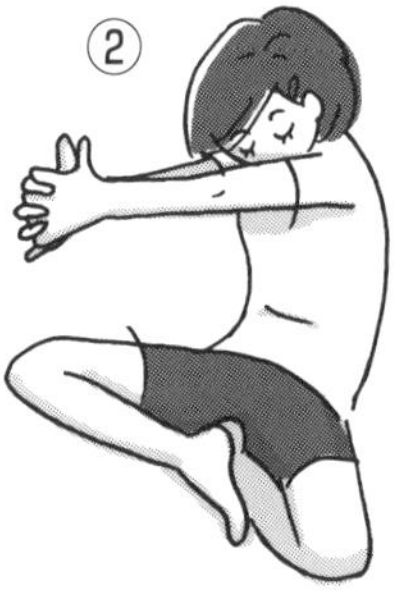

鼻から静かに息を吸い、口からゆっくり息を吐きながら背中を丸めるとともに、組んだ両手を前に、できるだけまっすぐ伸ばす。

③ 息を吸いながらゆっくり背中を起こし、伸ばしていた両手を引き寄せて胸の上に置き、①のポーズに戻り、ひと呼吸休む。

④

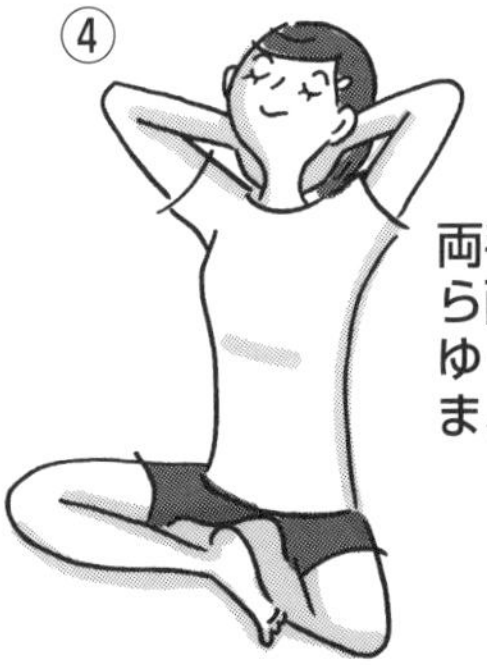

両手を頭の後ろに置く。息を吸いながら両ひじを横に開いて胸を張り、顔をゆっくりと上に向ける。この姿勢のまま、呼吸（吸う・吐く）を４回行う。

⑤

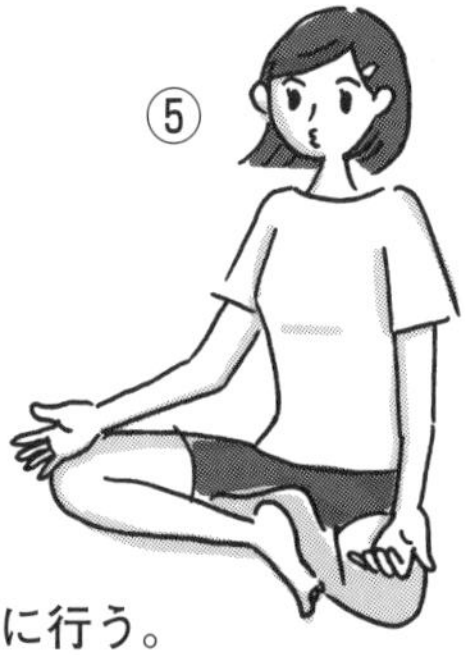

息を吐きながら静かに頭をもとに戻す。頭の後ろの両手をはずし、腕を伸ばしてひざの上に置き、呼吸を整える。

※1日1～3回を目安に行う。
イスに座って行ってもいい。

Q 132 不整脈にいいツボはありますか？

イタリアのミラノ大学では、慢性心房細動《しんぼうさいどう》の患者さんに3ヵ所のツボを毎週1回・計10回刺激した17人と抗不整脈薬（アミオダロン）を投与した26人、ツボより2㌢離れた場所を刺激した8人、何もしなかった24人のグループに分けて、症状を3ヵ月後と6ヵ月後に比較しています。その結果は、ツボを刺激した人たちは抗不整脈薬で治療した人たちと同等の効果がありました。

ミラノ大学の試験で、心房細動に効果があると認められたツボは「内関《ないかん》」「神門《しんもん》」「心兪《しんゆ》」の三つです。

●内関　自律神経を安定させ、動悸《どうき》を鎮めて胸部圧迫感を取り除く
●神門　心を平静に保ち、心拍や不整脈を整える
●心兪　自律神経の変調に効果がある

ツボは親指で少し痛みを感じるくらいに強く押すのがポイントです。リラックスした状態で、ゆっくり息を吐きながら5秒間押して、次に息を吸いながら指の力を抜きます。1ヵ所につき5～10回を目安にくり返します。

（坂田隆夫）

不整脈にいいツボの位置と押し方

①内関

腕の内側にある２本の縦の筋の間で、手首の一番太いシワからひじに向けて指幅３本分の場所。

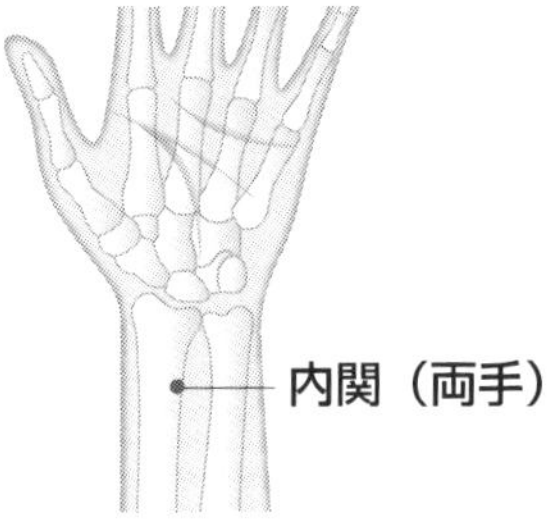

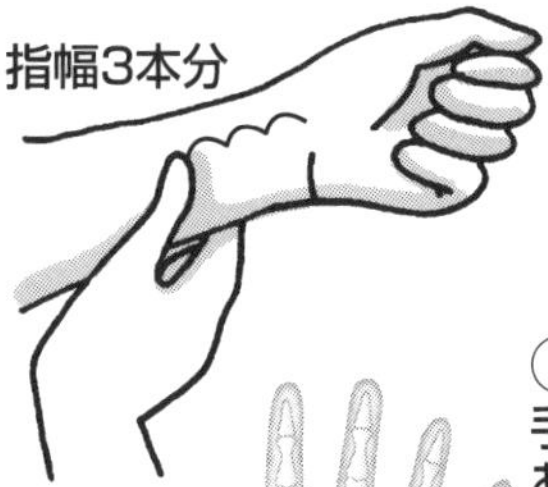

②神門

手首の横ジワ上で、小指側にあるくぼみがツボの位置。

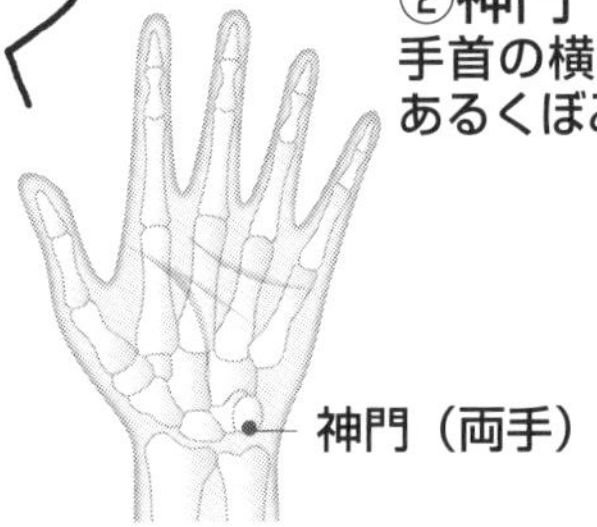

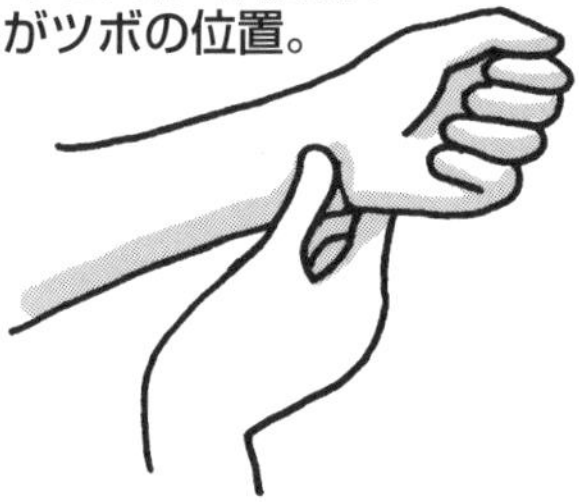

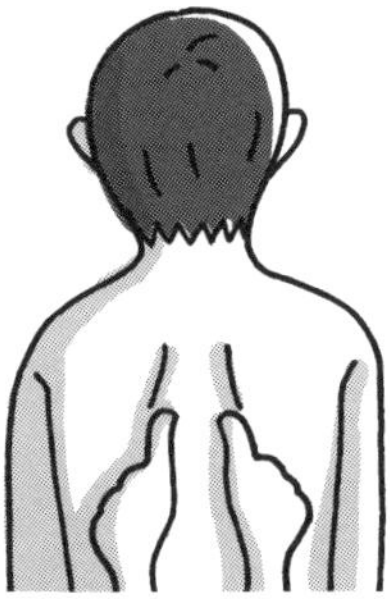

③心兪

首を前に倒すと首の後ろで出っぱる骨を１つめとし、上から５番めと６番めの骨の間で、背骨中心から指２本分外にある。

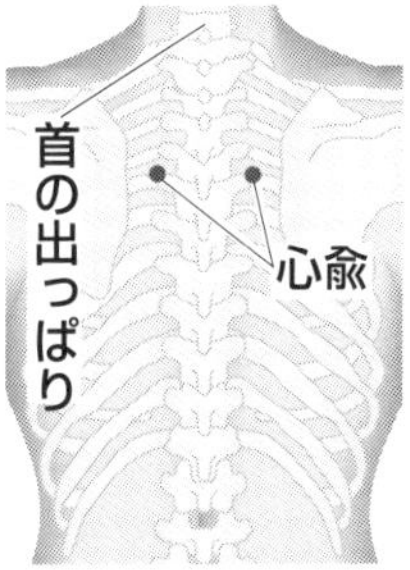

押し方のポイント

- ツボは親指で、少し痛みを感じるくらいに強く押す。
- リラックスした状態で、ゆっくり息を吐きながら５秒間押して、息を吸いながら指の力を抜く。
- １ヵ所につき５～10回を目安にくり返す。
- 行うタイミングは、症状が出たときと、再発を予防するために１日２回、朝晩に行う。

不整脈
心房細動・期外収縮
心臓病の名医が教える
最高の治し方大全

2020年10月20日　第1刷発行
2024年10月31日　第7刷発行

編 集 人　石井弘行
シリーズ統括　石井弘行　飯塚晃敏
編　　集　わかさ出版／辺土名 悟
編集協力　オーエムツー／荻 和子　梅沢和子
装　　丁　下村成子
D T P　ビット
イラスト　デザイン春秋会　前田達彦　萱 登祥　和田慧子
　　　　　魚住理恵子　ビット
校　　正　東京出版サービスセンター　荒井よし子
発 行 人　山本周嗣
発 行 所　株式会社文響社
〒105-0001　東京都港区虎ノ門2丁目2-5 共同通信会館9階
ホームページ　https://bunkyosha.com
お問い合わせ　info@bunkyosha.com
印刷・製本　中央精版印刷株式会社

ISBN 978-4-86651-307-2

本書は専門家の監修のもと安全性に配慮して編集していますが、本書の内容を実践して万が一体調が悪化する場合は、すぐに中止して医師にご相談ください。また、疾患の状態には個人差があり、本書の内容がすべての人に当てはまるわけではないことをご承知おきのうえご覧ください。

この本に関するご意見・ご感想をお寄せいただく場合は、郵送またはメール（info@bunkyosha.com）にてお送りください。